病態を見抜く！
アセスメントのポイントがわかる

Dr.石橋の

スーパーミラクル
キャッチ★
循環器薬

著
石橋克彦
中国電力株式会社中電病院院長

- 本書の情報は 2025 年 2 月現在のものです。
- 薬剤名に関しては、添付文書などに記載されている「塩酸塩」「硫酸塩水和物」や「注」などの剤型に関する表記は、読みやすさの観点から省略しております。
- 本書の編集制作に際しては、最新の情報をふまえ、正確を期すよう努めておりますが、医学・医療の進歩により、記載内容は変更されることがあります。その場合、従来の治療や薬剤の使用による不測の事故に対し、著者および当社は責を負いかねます。
- 製品イラストは 2025 年 2 月時点で、各メーカーの医療関係者向けホームページなどを参考に作成したものです。製品の外観は常に変更の可能性があります。また、製品は予告なく販売中止される可能性がありますので、各製品の使用時には最新の添付文書などをご確認ください。

はじめに

こんにちは。『ミラクルキャッチ☆循環器薬』を書かせていただいた、循環器内科医の石橋です。おかげさまで好評を博し、このたびアップデート版を上梓することになりました。初版の内容を踏襲したところもありますが、コンセプトは大きく異なります。

前回は「いかに薬に親しんでもらうか」がテーマで、絵本をイメージした作りでした。ちょっと牧歌的だけど、お薬のエピソードをちりばめ、楽しい本になったと思います。ですが月日はめぐり、われわれの現場もずいぶん様変わりしています。薬も増え、業務量も倍増。ですので今回は、「正確に、しかも速く」をキーワードに全編書き直しました。ちいさな旅行ガイドのように、迷いなく目的地にたどり着けるように。

内容も最新のガイドラインに準拠し、さらには薬をイメージしたイラストをつけ、小ネタをちりばめるという神業のような本になっています。ICU や急性期病棟の看護師さん、地域医療や訪問看護を支えるスタッフにも、さらには薬剤師や介護に携わる方にも十分役立つ内容だと思います。研修医の皆さんも諸先輩方も、ぜひ手にとってご覧ください。現場教育に最適ですよ。昨年院長になりましたが、入院とか救急対応とか普通にやっていますので、実臨床の手触りもきちんと伝えられているはずです。

担当のメディカ出版の鈴木さん、イラストの藤井昌子さん、執筆が遅くてほんとすいません。うちのスタッフのみんなも支えてくれてありがとう。われわれの世界には大きな変革の波が押し寄せようとしています。でも患者さんのためにできる一歩は変わらない。今日もいい日でありますように。

2025 年 2 月
中国電力株式会社中電病院院長
石橋克彦

Dr.石橋の スーパーミラクルキャッチ★ 循環器薬 CONTENTS

はじめに ………………………………………………… 3

1章 循環の破綻は生命の危機　心不全

心不全ってなあに? ………………………………………… 8

急性心不全の薬物治療 …………………………………… 11

慢性心不全の薬物治療 …………………………………… 13

01 頻脈や不整脈の誘発がイタい　ドパミン(イノバン®) ……… 14

02 心収縮を助けるサイボーグ　ドブタミン(ドブトレックス®) … 16

03 昇圧ひとすじのエキスパート　ノルアドレナリン(ノルアドリナリン®) … 18

04 救急医療の絶対エース　アドレナリン(ボスミン®) ……… 20

05 ループ利尿薬の代表格　フロセミド(ラシックス®) ……… 22

06 降圧界のレジェンドなのに　トリクロルメチアジド(フルイトラン®) … 24

07 カリウム保持と心保護に　スピロノラクトン(アルダクトン® A) …… 26

08 利尿作用と血管拡張の二刀流　カルペリチド(ハンプ®) ……… 28

09 水だけろ過する魔法のフィルター　トルバプタン(サムスカ®) …… 30

10 降圧と心保護のW効果　サクビトリルバルサルタン(エンレスト®) … 32

11 尿糖は増えても心臓・腎にメリット　ダパグリフロジン(フォシーガ®)… 34

12 心腎を保護するライバル　エンパグリフロジン(ジャディアンス®) … 36

13 強心薬の隠し味　ミルリノン(ミルリーラ®) ………………… 38

14 長続きしない二刀流　ニトログリセリン(ミリスロール®) …… 40

15 血管拡張のニューフェイス　ベルイシグアト(ベリキューボ®) … 42

16 心拍数を下げて心臓を保護　イバブラジン(コララン®) …… 44

特別編 心不全で話題の薬
タファミジスメルグミン(ビンダケル®、ビンマック®) ………… 46

2章 冠動脈に究極のピンチ！　虚血性心疾患

虚血性心疾患ってなあに？ ･････････････････････････････ 48

- 01 胸の奥の爆薬　ニトログリセリン（ニトロペン®） ･･････････ 52
- 02 マイルドでいきましょう　硝酸イソソルビド（ニトロール®） ･････ 54
- 03 臓器保護にも優れたハイブリッド　ニコランジル（シグマート®） ･･ 56
- 04 歴史の波もどんと来い　アスピリン（バイアスピリン®） ･･････ 58
- 05 血小板にブレーキかけて　クロピドグレル（プラビックス®） ･･･ 60
- 06 血小板に素早いブレーキ　プラスグレル（エフィエント®） ･････ 62
- 07 意外にマルチな基本薬　プラバスタチン（メバロチン®） ･･････ 64
- 08 みんなに平等なはたらきもの　ロスバスタチン（クレストール®） ･ 66
- 09 LDLを激減させる注射薬　エボロクマブ（レパーサ®） ･･･････ 68
- 10 小腸レベルでさようなら　エゼチミブ（ゼチーア®） ･･･････････ 70
- 特別編 魚の油はよい油　イコサペント酸エチル（エパデール） ･･････ 72

3章 リズム乱れて一大事　不整脈

不整脈ってなあに？ ･･････････････････････････････････ 74

- 01 抗コリン作用が隠し味　ジソピラミド（リスモダン® P） ･･･････ 78
- 02 今やちょっぴり過去の人　リドカイン（リドカイン） ･･･････････ 80
- 03 扱いやすいあっさり系　ピルシカイニド（サンリズム®） ･･･････ 82
- 04 脈だけ抑えてくれるよね　ランジオロール（オノアクト®） ･･････ 84
- 05 主役を狙う複雑系　アミオダロン（アンカロン®） ･･････････････ 86
- 06 刺激伝導系を抑える正統派　ベラパミル（ワソラン®） ･･･････ 88
- 07 強心作用と徐脈の魔女　ジゴキシン（ジゴシン®） ･･････････ 90
- 08 愛と勇気の急速投与　アデノシン三リン酸（アデホス-Lコーワ） ･ 92
- 09 あっと驚くアトロピン　アトロピン（アトロピン） ････････････ 94
- 10 ドキドキさせるのが仕事　イソプレナリン（プロタノール® L） ･･ 96
- 特別編 気むずかしい複雑系　ベプリジル（ベプリコール®） ･････････ 98

4章 動脈硬化へ危険な一歩 高血圧

高血圧ってなあに？ ･････････････････････････ 100

- 01 降圧治療の超基本 アムロジピン（ノルバスク®、アムロジン®） ････ 104
- 02 降圧界のまさにラスボス！ ニフェジピン（アダラート®） ･･････････ 106
- 03 緊急降圧の第一選択 ニカルジピン（ペルジピン®） ･･･････････ 108
- 04 心臓保護ならおまかせ エナラプリル（レニベース®） ････････････ 110
- 05 咳を出さずに臓器保護 アジルサルタン（アジルバ®） ･･････････ 112
- 06 リラックスが世界を救う ビソプロロール（メインテート®） ･･･････ 114
- 07 心臓を守る芸術家 カルベジロール（アーチスト®） ･･･････････ 116
- 08 クラクラするのはあなたのせいよ ドキサゾシン（カルデナリン®） ････ 118
- 特別編 カリウム保持して臓器を守る エサキセレノン（ミネブロ®） ･･････ 120

5章 行き過ぎた修復システム 血栓塞栓症

血栓塞栓症ってなあに？ ･････････････････････ 122

- 01 降り注ぐ抗凝固のシャワー ヘパリンナトリウム（ヘパリンNa） ････ 126
- 02 凝固を阻止するスナイパー ワルファリン（ワーファリン） ･･････････ 128
- 03 しっかりゆっくり血栓予防 ダビガトラン（プラザキサ®） ･･･････････ 130
- 04 動脈血栓に踏み込むチャレンジャー リバーロキサバン（イグザレルト®） ････ 132
- 05 高齢者にやさしいちゃっかり屋 アピキサバン（エリキュース®） ･･････ 134
- 06 下肢から来た転校生 エドキサバン（リクシアナ®） ･･･････････ 136
- 特別編 ヘパリンちゃんの暴走を阻止 プロタミン（プロタミン） ･･･････ 138

INDEX ･･･････････････････････････････････ 139

著者紹介 ･･･････････････････････････････････ 143

1章

循環の破綻は生命の危機

心不全

🚩 心不全ってなあに？

心不全とは、さまざまな原因で心臓のポンプ機能が低下し、血圧低下や肺うっ血、下肢浮腫などがみられる病態です。その結果、臓器障害や低酸素が引き起こされ、患者さんの生命予後に大きく影響します。

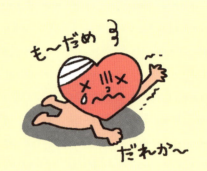

☑ 日本循環器学会と日本心不全学会は、一般の方向けに「心臓が悪いために、息切れやむくみが起こり、だんだん悪くなり、生命を縮める病気」と定義しています。

心不全の分類

心不全は病態として大きく2つに分けられます。主に肺うっ血と血圧低下をきたす左心不全と、全身浮腫をメインとする右心不全です。多くは両者が混在しており、両心不全とよばれます。

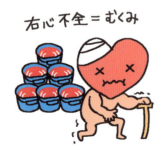
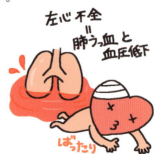

心収縮と心不全

最近は、左室収縮能をもとにした心不全の分類がよく使われています。左室収縮能は左室駆出率（left ventricular ejection fraction；LVEF）で評価します。

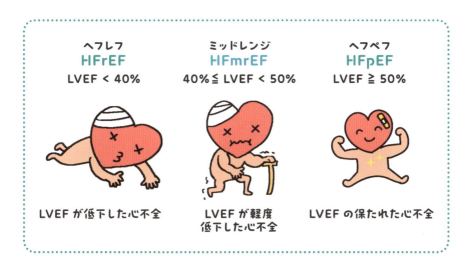

BNP と心不全

心不全の診断に血液中の BNP または NT-pro BNP がよく用いられます。BNP が 100pg／mL 以上、NT-pro BNP では 300pg／mL 以上であれば心不全の可能性が高いとされています。

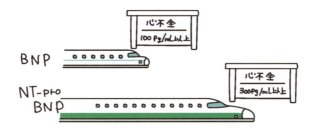

心不全で用いられる薬剤

ダメダメな心臓に

昇圧薬・強心薬
1. ドパミン
2. ドブタミン
3. ノルアドレナリン
4. アドレナリン
5. ミルリノン

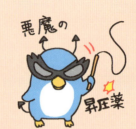

悪魔の昇圧薬

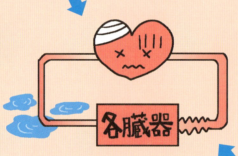

水をくみ出す 利尿薬

水浸しを改善

利尿薬
1. フロセミド
2. スピロノラクトン
3. カルペリチド
4. トルバプタン
5. トリクロルメチアジド

リラックスしようよ

血管拡張薬
1. ニトログリセリン
2. ベルイシグアト

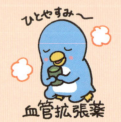

ひとやすみ～

血管拡張薬

＊トリクロルメチアジドは主に高血圧で使用

急性心不全の薬物治療

①昇圧薬・強心薬

心臓の収縮力が低下すると、生体は本来の血圧を保つことができなくなってしまいます。こうなると、短期的な臓器保護のため昇圧薬・強心薬を使用することになりますが、弱った心臓にムチを入れる悪魔の所業でもあります。

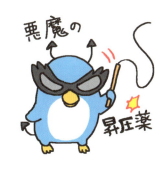

②利尿薬

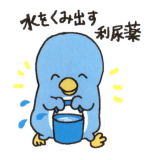

生体は心機能が低下すると、循環血液量を増やし、収縮力を維持しようとします。軽度の心不全であればバランスが保たれますが、これにも限界があります。過剰となった水分を排出する目的で使用されるのが利尿薬。ただし腎機能悪化や電解質異常がみられることがあります。

③血管拡張薬

心不全の際には交感神経系や昇圧ホルモンがはたらき、血管を収縮させて血圧を維持しようとしますが、これは弱った心臓には大きな負担です。心保護のため血管拡張薬が用いられます。

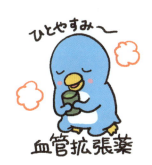

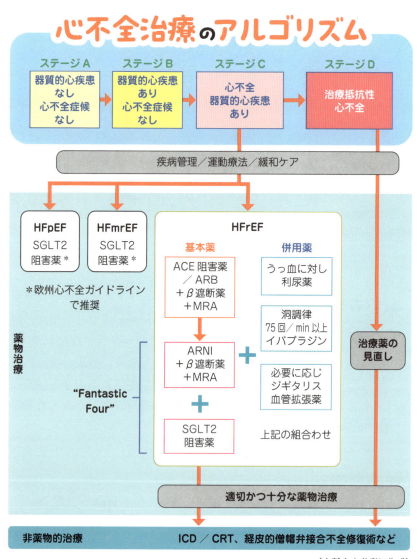

（文献1を参考に作成）

参考文献
1）日本循環器学会/日本心不全学会. 急性・慢性心不全診療ガイドライン（2017年改訂版）. https://www.j-circ.or.jp/cms/wp-content/uploads/2017/06/JCS2017_tsutsui_h.pdf. 2025年1月閲覧

慢性心不全の薬物治療

古典的な標準治療

慢性心不全治療の基本薬として、従来から、① ACE（アンジオテンシン変換酵素）阻害薬もしくは ARB（アンジオテンシンⅡ受容体拮抗薬）、② β遮断薬、③ MRA（ミネラルコルチコイド受容体拮抗薬）があります。

Fantastic Four

いくつかの大規模研究の結果、駆出率の低下した心不全（HFrEF）に対する新しい標準治療として、① ARNI（アンジオテンシン受容体ネプリライシン阻害薬）、② β遮断薬、③ MRA、④ SGLT2 阻害薬の 4 つが挙げられ、"Fantastic Four" とよばれています。

もっと知りたい！ 心不全ステージと薬物治療

心不全では病期の早期からの薬物治療が推奨されています。かつて提唱された図表ですが、薬物投与のタイミングがよくわかります。SGLT2 阻害薬、ARNI の位置付けは今後変わっていくかもしれません。

（文献 2 を参考に作成）

参考文献
2）日本循環器学会 / 日本心不全学会. 慢性心不全治療ガイドライン（2010 年改訂版）.

頻脈や不整脈の誘発がイタい

01 ドパミン

昇圧薬

商品名 イノバン®

> こんな人に使ってる

血圧低下をひとまず乗り切りたい

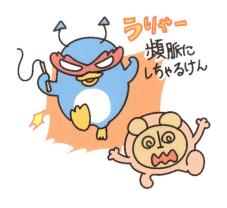
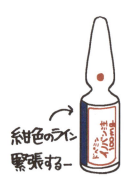

使いかた

- 3〜20γ（μg／kg／min）で用いるが、10γ以下が安全。
- シリンジ製剤（150mg／50mL）は、体重50kgで1mL／h＝1γとなるので超便利。

病態を見抜く！アセスメントのポイント

血圧：収縮期血圧90mmHg以上が目標。
脈拍：10γ以上では頻脈が必発。心房細動の出現も多い。
尿量：0.5〜1.0mL／kg／hが保持できているかどうか。
酸素飽和度：循環器疾患であれば92％以上の維持を目指す。

> **ちょこっとメモ**

- 心収縮増強、心拍数増加、血管収縮により血圧を上昇させる。
- 頻脈になりやすいのが難点で、上室期外収縮や心房細動など不整脈誘発も多い。モニター心電図で頻回に確認を。
- かつて低用量（1～3γ）で尿量を増加させるといわれていたが、現在は否定的。

> **ソボクな疑問**　「γ（ガンマ）」って何？

血管作動薬の投与量は$\mu g/kg/min$で表され、これを慣用的にγ（ガンマ）とよびます。イノバン®シリンジ（150mg／50mL）では体重50kgで3mL／hが3γとなり、設定が容易です。体重60kgは50kgの1.2倍、流量も1.2倍にします。3γは3×1.2＝3.6mL／hの設定となります。

> **あいつがライバル**「ノルアドレナリン」

ショックにおける昇圧にはドパミンとノルアドレナリン、どちらが優れているのか？これを検証すべくベルギーを中心に多施設共同研究が行われました。その結果、敗血症性ショックでは不整脈性合併症がドパミン群で有意に高いことが示され、ガイドラインでも昇圧薬としてノルアドレナリンが第一選択となっています。5γ程度であればドパミンもいい薬とは思うのですが。

> **お薬のひとり言！**　シリンジ交換に気をつけて！

ドパミンもノルアドレナリンも半減期が約2分と短く、持続点滴が必要です。シリンジ交換に手間取るとそれだけで血圧低下をみることも。

心収縮を助けるサイボーグ

02 ドブタミン

強心薬

商品名 ドブトレックス®

こんな人に使ってる 心臓の収縮力が低下した心不全に

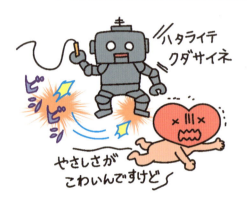
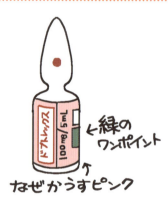

使いかた

- 2～3γ（μg／kg／min）で投与開始。
- 20γまで増量可能だが、10γでもかなりの高用量。重症心不全と心得よ。
- シリンジ製剤（150mg／50mL）では、体重50kgで1mL／h＝1γとなり設定が容易。

病態を見抜く！アセスメントのポイント

血圧：昇圧作用は強くない。むしろ下がることもある。
脈拍：頻脈は起こしにくいが、10γ以上では要注意。
尿量：循環改善の指標であり、経時的にチェックを。
酸素飽和度：肺うっ血を改善させるため、上昇が期待できる。

> **ちょこっとメモ**

- 心臓への負担が少なく、急性冠症候群や周術期心不全にも使用。
- 血圧は基本的に不変。血圧低下例では他のカテコラミン（ノルアドレナリンなど）と併用を。
- 軽度の肺血管拡張作用があり、うっ血性心不全に有用。
- 肥大型心筋症では禁忌。

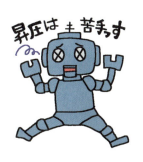

> **ソボクな疑問**　「心臓の収縮力」って？

心収縮力の指標として、主に左室駆出率（left ventricular ejection fraction；LVEF）が用いられます。正常値は50％以上、40〜50％は軽度の心収縮低下、40％以下は高度低下を指します。一般に心臓超音波検査で評価します。

> **なるほどコラム**　もう二番手じゃないから

かつてドブタミンは、「ドパミンの昇圧を補助する二番手のお薬」という位置付けでしたが、今や急性心不全の基本薬。投与量設定が意外に難しく、自己満足じゃないの？ という意見もちらほら。循環器医はみんな大好き。

> **お薬のひとり言！**　ひと味違う純粋くん

他のカテコラミン製剤とは違い、合成薬であるドブタミン。効果が特異的で、いい仕事をしますが、ある意味変わり者。

昇圧ひとすじのエキスパート
03 ノルアドレナリン

> 昇圧薬

商品名　ノルアドリナリン®

こんな人に使ってる　急激な血圧低下のときの切り札！

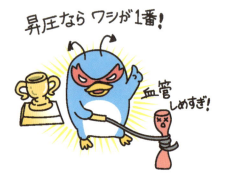
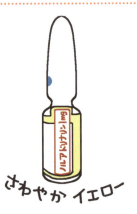

使いかた

- 0.05～0.3γ（μg／kg／min）で用いる。
- ノルアドレナリン 5mg ＋生理食塩水 45mL で希釈すると、体重 50kg であれば 3mL／h ＝ 0.1γ となり、初期用量に適する。
- 超重症例では 1γ まで増量可能だが、全身状態は相当厳しい。

病態を見抜く！アセスメントのポイント

血圧：平均血圧 65mmHg 以上が目標。
皮膚：四肢末梢の色調変化に注意。
脈拍：高用量では頻脈をみることも。
尿量：0.5～1.0mL／kg／h が保持できていなければ、脱水や腎障害を考慮。

> **ちょこっとメモ**
- 血管のα受容体に作用し、強い血管収縮により血圧を上昇させる。
- 末梢循環が低下するため、褥瘡や創傷治癒に悪影響を及ぼす。
- 血管炎を起こしやすいため、中心静脈ルートが望ましい。
- 敗血症性ショックではイノバン®を抑えて第一選択となった。

> **ソボクな疑問**　「平均血圧」って？
>
> 平均血圧は「(収縮期血圧－拡張期血圧)÷3＋拡張期血圧」で表されます。特に敗血症では65mmHg以上の維持が必須。たとえば血圧85／55mmHgであれば、(85－55)÷3＝10、10＋55＝65mmHgとなり、ぎりぎり目標を達成したことになります。

> **もっと知りたい！**　α受容体とβ受容体
>
> 交感神経受容体にはいくつかのタイプがあり、それぞれ分布と作用が異なります。
> $α_1$受容体：血管に分布し、血管収縮を起こす。
> $β_1$受容体：心臓に分布し、心収縮増強と心拍数増加をみる。
> $β_2$受容体：気管支と血管に分布し、気管支拡張と血管拡張を起こす。
> たとえばノルアドレナリンは$α_1$刺激による血管収縮が主で、強い昇圧作用を示します。一方で強心作用や心拍数増加はそこまで強くありません。

> **よりみちコラム**　「ノル」ってなに？
>
> ノルアドレナリンの「ノル」は「normal」の意味。ノルアドレナリンの一部が変化してアドレナリンとなるため、基本の化合物であることを指します。

救急医療の絶対エース

04 アドレナリン

昇圧薬

商品名 ボスミン®

こんな人に使ってる **心停止やアナフィラキシーの緊急対応に**

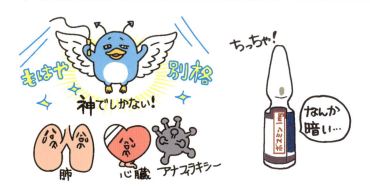

使いかた

- 心停止では ACLS プロトコルに従い 1 回 1 A（1mL）を 3〜5 分ごとに静注。
- アナフィラキシーショックでは 0.5mg を大腿外側に筋注。
- 気管支喘息重積発作では 0.3mg を皮下注。15 分ごとの反復投与が可能。

病態を見抜く！アセスメントのポイント　アナフィラキシーの場合

皮膚：かゆみ、湿疹、赤みの出現。
呼吸：咳、呼吸苦。喘鳴あれば急いで！
顔貌：眼の充血、口唇浮腫。顔面浮腫は急変のリスク。
胃腸：突然の吐き気や嘔吐、下痢が初期症状のことがある。
全身：意識レベル低下、失禁はいずれも緊急事態。

> **ちょこっとメモ**

- β₁受容体による心収縮増強・心拍増加、α₁受容体による血管収縮に加え、β₂受容体による気管支拡張ももたらす最強のカテコラミン。
- 心停止におけるアドレナリン1A静注、アナフィラキシーにおける0.5A筋注は生命予後に直結するため絶対に覚えるべし。

なるほどコラム　アドレナリンの黒歴史

牛の副腎から抽出された昇圧物質、アドレナリン。これはラテン語の「アド（傍）」と「レーナル（腎）」を組み合わせ、第一発見者の高峰譲吉が命名したものです。一方、わずかに遅れて米国の学者エイベルが羊の副腎から昇圧物質を抽出、ギリシャ語で「エピ（上）」＋「ネフリン（腎臓）」と名付けました。エイベルは高峰の死後、自分が第一発見者だと主張し、長くエピネフリンの名が使用されてきました。その後エイベルの実験系に誤りが認められ、現在では世界的にアドレナリンの名前が用いられています。シリンジ製剤「エピペン®」はその名残です。

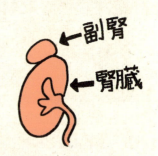

もっと知りたい！　耳鼻科でも活躍

ボスミン®の血管収縮作用は耳鼻科領域でも活躍します。難治性鼻出血の際、ガーゼをボスミン®外用液に浸し、鼻腔に挿入して止血します。

05 フロセミド

ループ利尿薬の代表格

利尿薬

商品名 ラシックス®

こんな人に使ってる: 急性心不全、腎不全のうっ血改善に

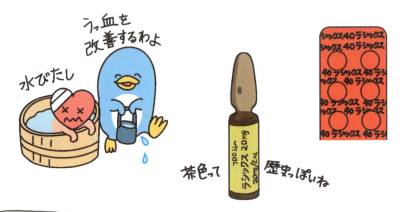

使いかた

- 0.5〜1A（10〜20mg）を静注する。
- 約10分で作用が発現し、30〜90分で最大効果が得られる。
- 腎不全などでは1日1,000mgまで投与可能。
- 内服薬もある。効果の持続は約6時間。

病態を見抜く！アセスメントのポイント

尿量：0.5mL／kg／h以下が6時間以上続く際は急性腎障害を考慮。
血圧：血圧低下は浮腫が軽度の症例でみられがち。
脈拍：頻脈は脱水のサイン。
検査値：低カリウム血症をきたし、脱力や不整脈がみられるときも。

ちょこっとメモ

- 強力な利尿薬で、「ループ利尿薬」とよばれる。
- 副作用として①低カリウム血症、②高尿酸血症、③低ナトリウム血症がある。
- ネフローゼ症候群など、尿蛋白陽性例では効果が低い。
- 肝硬変など、低アルブミン血症でも効果が落ちる。
- 内服薬はうっ血が悪化すると腸管吸収が低下し、効果が弱まる。

ソボクな疑問　「ループ利尿薬」って？

フロセミドは尿細管のヘンレループ上行脚に作用するため、「ループ利尿薬」とよばれます。尿細管側からナトリウム（Na）再吸収を阻害し、尿中 Na を増加させます。Na には水を引き込む力があり、結果として尿量が増加します。

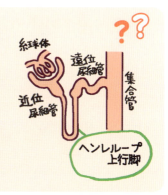

フロセミドと仲間たち「ループ利尿薬」

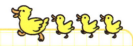

- フロセミド（ラシックス®）：最も強力だが作用時間が短い。
- アゾセミド（ダイアート®）：作用時間がやや長い。
- トラセミド（ルプラック®）：低カリウム血症を起こしにくい。

お薬のひとり言！　6 時間？

ラシックス®とは last six hours、効果が 6 時間続くという意味らしいです。ほんとかしら。

<u>降圧界のレジェンドなのに</u>

06 トリクロルメチアジド　降圧利尿薬

商品名　フルイトラン®

> こんな人に使ってる

むくみのある高血圧に

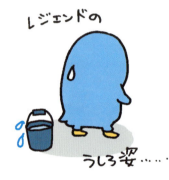
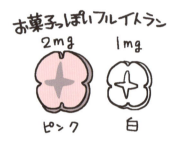

> 使いかた

- 1mg、2mg 製剤があるが、通常はさらに少量の 0.5mg から開始。
- 利尿作用は弱く、降圧薬としての位置付け。
- ループ利尿薬（フロセミドなど）と組み合わせると利尿作用が増強。

> 病態を見抜く！アセスメントのポイント

低ナトリウム血症：倦怠感、頭痛、嘔吐、食思不振などで疑う。
低カリウム血症：手足の脱力感、動悸などで疑う。
脱水：めまい、ふらつきは脱水を考慮。
皮膚：ときに光線過敏症をみる。

> **ちょこっとメモ**

- 歴史のある利尿薬で、「サイアザイド系（チアジド系）利尿薬」とよばれる。
- 最も古い降圧薬。降圧作用はそこまで強くない。
- 他の降圧薬の作用を助けることから、配合薬によく用いられる。
- 副作用として①低カリウム血症、②高尿酸血症、③低ナトリウム血症がある。
- 他の副作用に④高カルシウム血症がある。骨粗鬆症にはむしろ有益。

> **ソボクな疑問** 「サイアザイド系利尿薬」って？

サイアザイド系利尿薬は遠位尿細管でナトリウム再吸収を阻害します。ループ利尿薬と作用部位が違うため、併用するとびっくりするほど尿量が増えることがあります。

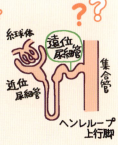

サイアザイドと仲間たち「主な配合薬」

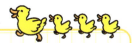

- **ロサルヒド®**：降圧薬ロサルタンとの合剤。HD と LD あり。
- **バルヒディオ**：降圧薬バルサルタンとの合剤。EX と MD あり。
- **カデチア®**：降圧薬カンデサルタンとの合剤。HD と LD あり。
- **テルチア®**：降圧薬テルミサルタンとの合剤。AP と BP あり。

> **お薬のひとり言！** 高用量と低用量の記号いろいろ

上記配合薬では、HD（高用量）、LD（低用量）、EX（高用量）、MD（低用量）、AP（低用量）、BP（高用量）をそれぞれ意味します。ばらばらで混乱しそう。

カリウム保持と心保護に
07 スピロノラクトン

利尿薬

商品名 アルダクトン®A

こんな人に使ってる：低カリウム予防のため他の利尿薬と併用

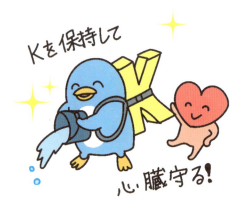

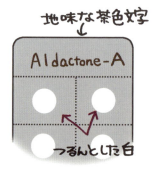

使いかた

- 50～100mg を分割で内服。
- 高血圧症、うっ血性心不全、腎性浮腫、肝性浮腫に適応。
- 静注薬のカンレノ酸カリウム（ソルダクトン®）も同じ仲間。
- 利尿作用よりもむしろ臓器保護を期待し、心不全の初期から用いる。

病態を見抜く！アセスメントのポイント

女性化乳房：有名な副作用。乳腺痛や乳房腫脹を訴えることも。
高カリウム血症：不整脈や悪心が現れれば採血データをチェック。
急性腎不全：無尿などあれば採血で確認。

> **ちょこっとメモ**
- 利尿作用はあまり強くないが、ループ利尿薬やサイアザイド系利尿薬のカリウム低下を打ち消す目的でよく併用される。
- 十分な効果を得るまでに3〜8日かかる。
- 腎不全では容易に高カリウム血症となるため注意。
- 「ミネラルコルチコイド受容体拮抗薬（MRA）」ともよばれる。

> **ソボクな疑問** なぜ「女性化乳房」に？
>
> スピロノラクトンは男性ホルモンであるアンドロゲンと拮抗し、男性体内に残るエストロゲンが優位となって女性化乳房をきたします。よってこの副作用は男性限定となります（すみません…）。女性の場合は乳腺痛や生理不順をみることがあります。

> **スピロノラクトンと仲間たち「カリウム保持性利尿薬」**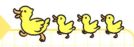
>
> - スピロノラクトン（アルダクトン®A）：適応症の範囲が広い。
> - エプレレノン（セララ®）：女性化乳房など性ホルモン系の副作用が少ない。
> - エサキセレノン（ミネブロ®）：高血圧症のみに適応。
> - フィネレノン（ケレンディア®）：2型糖尿病を有する慢性腎臓病のみに適応。

> **なるほどコラム** 臓器保護は任せて！
>
> 古くからある利尿薬スピロノラクトン。心不全における臓器保護に定評があり、現在では心不全の基本薬に位置付けられています。

利尿作用と血管拡張の二刀流

08 カルペリチド

利尿薬

商品名 ハンプ®

こんな人に使ってる
血圧の保たれたうっ血性心不全に

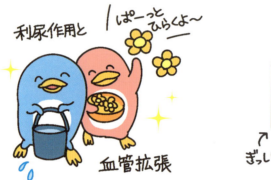
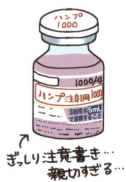

使いかた

- 蒸留水で溶解後、生食もしくはブドウ糖で希釈し静脈内に持続投与。
- 添付文書では 0.1〜0.2γ（μg／kg／min）で投与とあるが、血圧低下のリスクがあり、ガイドラインにあるように 0.0125〜0.05γ で開始する。
- 5％ブドウ糖 20mL に 1v（1,000μg）を溶解すると、1mL／h で 0.016γ、1.5mL／h で 0.025γ となり初期投与に適する（体重 50kg）。

病態を見抜く！アセスメントのポイント

血圧：投与時に著明な低血圧をみることがある。30 分後に一度チェックを。
尿量：尿量が急に増えることがあり注意。
脈拍：脈拍変化はきたしにくい。

> ちょこっとメモ

- 利尿作用に血管拡張作用を併せ持ち、うっ血性心不全に適する。
- 急性・慢性心不全治療ガイドライン（2017）では血管拡張薬に分類されている。
- 収縮期血圧 90mmHg 以下ではカテコラミンと併用を。
- 重篤な低血圧、心原性ショック、右室梗塞、脱水症では禁忌。
- 生食での直接溶解は混濁するため不可。

> ソボクな疑問　「ハンプと BNP」って？

ハンプは hANP（human atrial natriuretic peptide）、ヒト心房性 Na 利尿ペプチドそのものであり、心不全のマーカーである BNP（脳性 Na 利尿ペプチド）と同種のペプチドです。それぞれ心房、心室から分泌され、尿量を増やして心臓の負担を減らします。

> あいつがライバル「サクビトリルバルサルタン」

カルペリチドは ANP を増やす薬として 30 年の歴史を持ちますが、最近同じコンセプトを持つ薬、サクビトリルバルサルタンが登場しました。この薬は体内でサクビトリルとバルサルタンに分離し薬効を発揮します。その成分サクビトリルは ANP や BNP の分解を抑えて濃度を上昇させ、利尿や心血管保護にはたらきます。心不全治療の基本薬として注目されています。

> お薬のひとり言！　まだマイナー選手？

カルペリチドは日本発の良い薬ですが、世界的にはエビデンスが少なく、血圧低下も敬遠されて、今ひとつメジャーになっていない印象です。

1章　心不全

09 トルバプタン

水だけろ過する魔法のフィルター

利尿薬

商品名 サムスカ®

こんな人に使ってる 既存利尿薬では改善しない、難治性心不全に

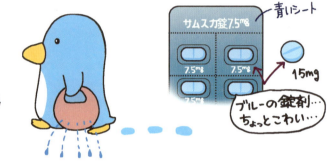

使いかた

- 強力な水利尿が得られる薬。1回 7.5mg から開始するが、高齢者では 3.75mg からの導入を。
- 心不全、肝硬変、抗利尿ホルモン不適合分泌症候群（SIADH）による低 Na 血症に適応。
- Na 上昇が最大の留意点。急激な Na 上昇は橋中心髄鞘崩壊症をきたす。
- 注射薬サムタス®（8mg／16mg）もある。50mL のブドウ糖液もしくは 生理食塩水に溶解し、1時間で点滴静注する。

病態を見抜く！アセスメントのポイント

血圧：血圧変動は強くない。
尿量：投与後 4～8 時間で強い利尿をみることが多い。
口渇：開始時は水分制限を解除し、口渇時は飲水を促すこと。

ちょこっとメモ

- 抗利尿ホルモンであるバソプレシンに拮抗し、水分のみを排泄する新しいタイプの利尿薬。
- 他の利尿薬(ループ利尿薬、サイアザイド系利尿薬など)と併用する。
- 初回投与は入院下で行い、頻回に Na 濃度をチェックする。
- 口渇を感じない、あるいは水分摂取困難例では禁忌。

もっと知りたい！ 「低 Na 血症」って？

血清 Na 濃度が 135mEq／L 未満であることを低 Na 血症とよびます。Na 濃度 120〜130 mEq／L では軽度の疲労感、110〜120 mEq／L では食思不振、頭痛、嘔吐、110 mEq／L 以下では昏睡や痙攣が出現します。早急な対応が必要ですが、急激な補正は逆に脳に不可逆な障害を引き起こすことがあり、慎重に行う必要があります。

なるほどコラム　トルバプタンと Na＝125

強力であるが故にいろいろ制約の多いトルバプタン。特に Na 濃度 125 mEq／L 未満の場合、Na 上昇が強く現れることがわかっています。症状はあっても、ここは急がずに。24 時間での Na 上昇が 12 mEq／L を超えないように注意し、もし超えていれば投与中止、ブドウ糖液点滴などで対応します。

お役立ち！　出るときはめちゃくちゃ出ます！

成人の 1 日尿量は約 1,200mL。トルバプタンを投与すると 1 日尿量 3,000mL 超えが普通にみられてびっくりします。電解質異常を見逃さないように。

降圧と心保護の W 効果

10 サクビトリル バルサルタン

心不全治療薬

商品名 エンレスト®

> こんな人に使ってる

血圧が保たれた低心機能の心不全に

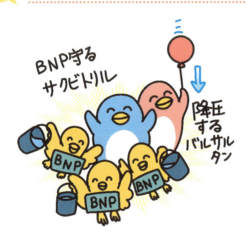
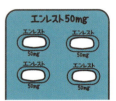

使いかた

- 標準治療を受けている慢性心不全および高血圧症に適応。
- 慢性心不全では1回50mg、1日2回から開始。2〜4週間間隔で1回200mg、1日2回まで増量する。
- 高血圧症では1日1回200mgから開始。

病態を見抜く！アセスメントのポイント

血圧：血圧低下はほとんどの症例でみられる。
血管浮腫：皮膚や粘膜の腫れが突然現れる血管浮腫は急変のサイン。
脱水：軽度の利尿作用を持つため脱水に注意。

ちょこっとメモ

- 体内でサクビトリルとバルサルタンに分離され、薬効を発揮する。
- サクビトリルはナトリウム利尿ホルモンである ANP、BNP の分解を抑制し、利尿や心保護にはたらく。
- バルサルタンは ARB に分類される降圧薬そのものであり、血圧を低下させる。
- 心収縮の低下した心不全（HFrEF）に対する基本薬、"Fantastic Four" のひとつ。
- 血圧 90mmHg 以下、カリウム 5.5mEq／L 以上は減量や中止を考慮。
- 手術前 24 時間は休薬する。

もっと知りたい！ 「ARNI」って？

サクビトリルバルサルタンは ARNI とよばれますが、これはアンジオテンシン受容体ネプリライシン阻害薬（angiotensin receptor neprilysin inhibitor）を略したものです。サクビトリルが BNP を分解する酵素ネプリライシンを阻害することからこうよばれます。

なるほどコラム 減塩と ARNI

サクビトリルバルサルタンは高血圧症にも適応があります。バルサルタンが降圧薬であること、サクビトリルがナトリウム利尿作用を持つためですが、ナトリウムを体外に排出する機序は減塩と同じ意味を持つことから、塩分摂取量の多い日本人には好ましい印象です。

お役立ち！ 底知れぬ実力派？

サクビトリルバルサルタンを高血圧症に投与する場合、原則として第一選択としないよう定められています。ときに過度の降圧がみられるためです。

1章　心不全

<u>尿糖は増えても心臓・腎にメリット</u>

11 ダパグリフロジン

糖尿病治療薬

商品名 フォシーガ®

こんな人に使ってる 糖尿病だけでなく、心不全や腎臓病の臓器保護に

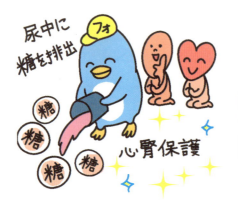

使いかた

- 尿と共に糖を排泄する新しいタイプの糖尿病治療薬。心腎保護にはたらく。
- 1型、2型糖尿病（5mg／10mg）だけでなく、慢性心不全、慢性腎臓病に適応がある（10mgのみ）。
- eGFR 25mL／min／1.73m² 未満では投与の必要性を慎重に判断。

病態を見抜く！アセスメントのポイント

尿路感染：尿糖が増えるため、尿路感染をきたしやすい。
脱水：利尿作用があり、口渇、血圧低下など脱水に注意。
低血糖：他の糖尿病治療薬と比較して頻度は低い。
フルニエ壊疽：会陰部の壊死性筋膜炎。発症すると命に関わる。

ちょこっとメモ

- 基本は糖尿病治療薬。腎尿細管での糖再吸収を抑え、血糖を下げる。
- 尿糖陽性となることで、利尿作用も認める。
- その後心不全の予後改善が報告され、心不全が適応となった。
- さらに慢性腎臓病の腎不全への進行抑制が示され、腎臓病も適応となった。
- 低体重患者ではるいそうを悪化させることがあり注意。

もっと知りたい！ 「SGLT2 阻害薬」って？

ダパグリフロジンは SGLT2 阻害薬に分類されます。腎尿細管には糖の再吸収に関与するナトリウム—グルコース共輸送体 2（SGLT2）が存在しますが、それを阻止する薬剤です。

なるほどコラム どのくらいの糖を外に出す？

一般的に、SGLT2 阻害薬は 1 日約 80g の糖を尿中に排出するといわれています。これは 320kcal となり、ご飯 200g（茶碗大盛り 1 杯）に相当します。発売当初はダイエット薬として話題となり、不適切使用が問題となったこともあります。実際には 1〜2kg の減量効果があり、肥満傾向の糖尿病に適します。

お役立ち！ 腎臓もはじめはびっくり

SGLT2 阻害薬では投与初期に一時的に eGFR が低下することがあります。これをイニシャルディップとよびます。

1章 心不全

心腎を保護するライバル
12 エンパグリフロジン　糖尿病治療薬

商品名 ジャディアンス®

> こんな人に使ってる

心不全や腎臓病の予後改善に

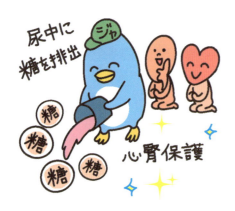
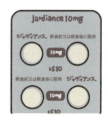
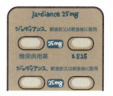

使いかた

- 尿中に糖を排泄する SGLT2 阻害薬のひとつ。心腎保護作用がある。
- 2型糖尿病（10mg／25mg）、慢性心不全・慢性腎臓病（10mg）に適応。
- eGFR 20mL／min／1.73m² 未満では投与の必要性を慎重に判断。

病態を見抜く！アセスメントのポイント

尿路感染：尿糖が増えるため、尿路感染をきたしやすい。
脱水：利尿作用があり、口渇、血圧低下など脱水に注意。
低血糖：他の糖尿病治療薬と比較して頻度は低い。
フルニエ壊疽：会陰部の壊死性筋膜炎。発症すると命に関わる。

> **ちょこっとメモ**

- 糖の再吸収を抑え、血糖値を下げるタイプの糖尿病治療薬。
- その後心不全、慢性腎臓病にも適応を取得した。
- 低体重患者ではるいそうを悪化させることがあり注意。
- 食事制限を伴う手術の場合は休薬を。
- 心不全で入院した場合、早期からの投与が有用との報告あり。

> **ソボクな疑問** フォシーガ®と比べてどうなん？

心不全および慢性腎臓病に適応を持つエンパグリフロジン（ジャディアンス®）とダパグリフロジン（フォシーガ®）。大きな違いは報告されておらず、今後の動向が気になるところ。

> **エンパグリフロジンと仲間たち「SGLT2 阻害薬」**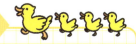
>
> - ダパグリフロジン（フォシーガ®）：心不全と慢性腎臓病に適応あり。
> - エンパグリフロジン（ジャディアンス®）：心不全と慢性腎臓病に適応あり。
> - イプラグリフロジン（スーグラ®）：脂肪肝の予後改善報告あり。糖尿病のみに適応。
> - ルセオグリフロジン（ルセフィ®）：尿排泄型。糖尿病のみに適応。
> - トホグリフロジン（デベルザ®）：半減期が短い。糖尿病のみに適応。
> - カナグリフロジン（カナグル®）：糖尿病と糖尿病合併の慢性腎臓病に適応。

> **もっと知りたい！** 心不全治療の基本薬

ダパグリフロジンとエンパグリフロジンは、いずれも心不全入院や心血管イベントのリスクを減少させることが示され、心不全治療の基本薬となりました。

強心薬の隠し味

13 ミルリノン

強心薬

商品名 ミルリーラ®

こんな人に使ってる
他剤効果不十分の急性心不全に

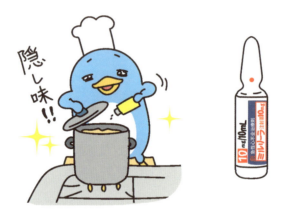

使いかた

- 低心拍出量かつ血圧低下傾向の際にカテコラミンに上乗せする。
- 初期投与量は 0.05〜0.25γ（μg／kg／min）。
- ミルリノン 10mL（10mg）＋生理食塩水 40mL で希釈すると、体重 50kg では 0.75mL／h ＝ 0.05γ となる。1mL／h=0.067γ で開始。
- 維持用量は 0.05〜0.75γ。

病態を見抜く！アセスメントのポイント

血圧：カテコラミンに併用すればかなりの昇圧が得られる。
脈拍：ときに不整脈の出現があり注意。
尿量：循環改善の指標であり、経時的にチェックを。

ちょこっとメモ

- ドブタミンとは異なる機序で心収縮力を増やすため、併用で特に効果がある。
- 末梢血管拡張作用もあり、単体での血圧上昇は軽度。
- β 遮断薬投与中の患者でも効果を発揮する。
- 心臓への負担が少なく、急性冠症候群でも用いることが可能。
- ある程度の血圧が得られれば併用カテコラミンの減量を。

もっと知りたい！ 「PDE Ⅲ阻害薬」って？

ドブタミンは β 受容体を介して強心作用を示しますが、ミルリノンは心筋内に局在するホスホジエステラーゼ（phosphodiesterase；PDE）を阻害することで cAMP を増加させ、心収縮力を増強します。PDE Ⅲ 阻害薬とよばれ、内服薬ピモベンダンもこの仲間です。

なるほどコラム 経口強心薬の現在地

重症心不全では、静注強心薬からの離脱を図るため、経口強心薬を用いることがあります。ドカルパミン（タナドーパ®）やデノパミン（カルグート®）などで、ピモベンダンもミルリノンからの切り替えで利用されます。ただ生命予後は改善せず、QOL 改善が主たる目的です。

お役立ち！ β 遮断してたじゃん

心不全では基本薬の β 遮断薬が投与されていることが多く、カテコラミンが効きにくい場合があります。ミルリノンはそんなときに選択されます。

長続きしない二刀流

14 ニトログリセリン

血管拡張薬

商品名 ミリスロール®

こんな人に使ってる 急性心不全や不安定狭心症、異常高血圧に

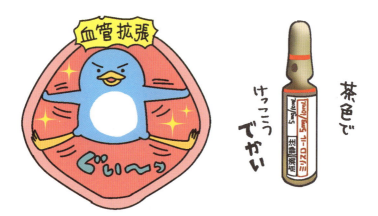

使いかた

- 急性心不全では 0.1〜0.2γ（μg／kg／min）で投与開始。
- 5分ごとに 0.1〜0.2γずつ増量し、維持量は 1〜2γ。
- 原液 1mL／h は体重 50kg で 0.16γとなり、初期投与に適する。
- 異常高血圧では 0.5γ（原液 3mL／h）で投与開始し、0.5〜5γで維持。

病態を見抜く！アセスメントのポイント

血圧：高用量では血圧低下が現れやすい。
脈拍：反応性の頻脈がみられる。
頭痛：頭痛は頻度の高い副作用。

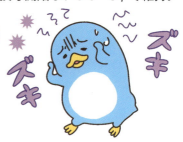

> **ちょこっとメモ**

- 体内で一酸化窒素（NO）を放出し、全身の血管を拡張させる。
- 強い静脈拡張作用があり、急性心不全におけるうっ血を改善する。
- 冠動脈拡張作用もあり、不安定狭心症も良い適応。
- 高用量では動脈拡張による降圧も可能（手術時など）。
- 耐性ができやすく、長期投与には向かない。
- 一般的な塩化ビニル製の輸液セットでは吸着するため注意。

> **お役立ち！ 硝酸薬のはたらき**
>
> ニトログリセリンや硝酸イソソルビド（フランドル®）など、一酸化窒素を産生して血管拡張をもたらす薬剤を硝酸薬と総称します。

> **いろいろニトログリセリン**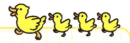
>
> ニトログリセリンにはさまざまな剤形があり、状況に応じて使い分けます。
> - **ミリスロール®**：心不全や虚血で用いる注射薬。
> - **ニトロペン®**：狭心症発作時に舌下。使用期限に注意して。
> - **ミオコール®**：胸痛発作時に口腔内に噴霧。高齢者でも使いやすい。
> - **ニトロダーム®TTS**：皮膚吸収により効果が持続。狭心症発作の予防に。

> **もっと知りたい！ 動脈系はワガママ**
>
> 一酸化窒素（NO）は酸素と結びつくと活性を失うため、高血圧や狭心症など酸素分圧の高い動脈を拡張するには高用量の投与が必要です。

血管拡張のニューフェイス

15 ベルイシグアト

血管拡張薬

商品名 ベリキューボ®

こんな人に使ってる: 心機能の低下した難治性心不全に

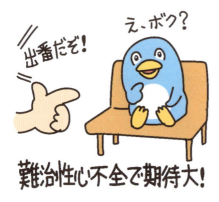
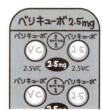
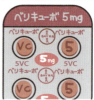

使いかた

- 左室駆出率の低下した慢性心不全に適応。
- 1日1回2.5mgから開始し、2週間ごとに5mg、10mgに増量。
- 原則、収縮期血圧が90mmHg以上であること。90mmHg未満は減量か中止。

病態を見抜く！アセスメントのポイント

血圧：血圧低下が最も多い副作用。
めまい：浮動性めまいの報告あり。
消化器症状：悪心・嘔吐がみられることもある。

> **ちょこっとメモ**

- 新しい機序の心不全治療薬。血管拡張薬のひとつ。
- 標準的な慢性心不全の治療を受けている患者に使用。
- 心保護作用、血管緊張の抑制により心不全の悪化を防ぐ。
- 硝酸イソソルビド（フランドル®）やニコランジル（シグマート®）との併用は過度の血圧低下をきたす場合があり注意。
- まだ手探りの部分もあるが、難治性心不全への光明となるか。

> **ソボクな疑問**　「前負荷と後負荷」って？

心不全の説明に前負荷と後負荷という考え方が用いられます。前負荷は心収縮の前に心臓にかかる負担のことで、容量負荷ともいいます。後負荷は心収縮の際にかかる圧力のことで、細動脈の血管抵抗を示します。血管拡張薬は前負荷、後負荷いずれも軽減し心臓を助けます。

> **なるほどコラム**　そのやり方もあったんだ

一酸化窒素（NO）は血管内皮細胞から分泌され、細胞内伝達物質である可溶性グアニル酸シクラーゼ（sGC）を活性化して血管拡張や心筋保護にはたらきます。ベルイシグアトはNOの力を借りずにsGCを刺激するため、NO分泌が低下している心不全でも効果を発揮するとみられています。

> **お薬のひとり言！**　運動耐容能を改善できる？

可溶性グアニル酸シクラーゼ（sGC）刺激薬であるベルイシグアト。その作用機序から運動耐容能の改善が期待されていますが、果たして……

16 イバブラジン

心拍数を下げて心臓を保護

HCNチャネル阻害薬

商品名 コララン®

こんな人に使ってる 心拍数が多い洞調律の心不全に

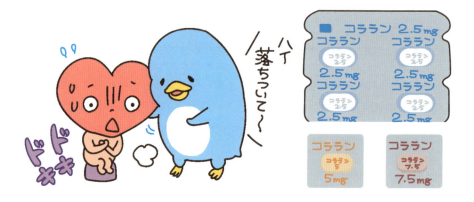

使いかた

- 洞調律で心拍数75回／min以上の慢性心不全に適応。
- β遮断薬を含む慢性心不全の標準治療を受けていることが条件。
- 1回2.5mg、1日2回から開始。2週間ごとに1回5mg、7.5mgと増量。
- 目標心拍数は50～60回／min。

病態を見抜く！アセスメントのポイント

心拍数：心拍数50回／min以下は減量あるいは休止を。
不整脈：心房細動を認めることがあり、その場合は中止する。
光視症：目の前がちらちらする、光の点滅を感じるなど、特異的な副作用。

> **ちょこっとメモ**

- 新しい機序の心不全治療薬。洞調律時の心拍数を抑制。
- 血圧に影響せず、心拍数のみ低下させる。
- 心房細動では効果がないので注意。
- 高度の血圧低下（90／50mmHg 未満）では禁忌。
- 妊娠中は禁忌。

> **ソボクな疑問**　「β遮断薬との違い」って？

心拍数を規定するのは洞結節。イバブラジンは洞結節のみに作用し、徐脈をもたらします。β遮断薬も心拍数を下げますが、心機能抑制や喘息悪化をみることがあり、使用が難しい場合があります。イバブラジンはそんなときにも有用です。

> **なるほどコラム**　フランスから来ました

イバブラジンはフランスで開発された薬剤です。商品名のコララン®は、英語で「心臓」を意味する core = heart と、フランス語で「遅い」を意味する lent を組み合わせたもの。心拍数を減少させる薬剤を表していますが、さりげない演出はさすがフランス。

> **もっと知りたい！**　併用注意！

イバブラジンはベラパミル（ワソラン®）やジルチアゼム（ヘルベッサー®）と併用すると過度の徐脈をみることがあるため、禁忌とされています。

心不全で話題の薬

特別編 タファミジスメルグミン <トランスサイレチン安定化薬>

商品名 ビンダケル®、ビンマック®

こんな人に使ってる ATTR 型心アミロイドーシスに

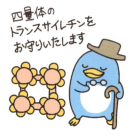
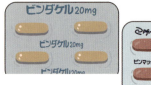
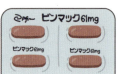

使いかた

- ビンダケル®は1日1回4カプセルを内服。
- ビンマック®はビンダケル®を高用量化した改良版。1日1回1カプセルでOK。

ちょこっとメモ

- アミロイドーシスとは、アミロイドとよばれる異常なタンパク質がさまざまな臓器に沈着し障害を起こす疾患。このうち、トランスサイレチン（amyloid transthyretin；ATTR）というタンパク質が構造変化をきたすものを ATTR 型心アミロイドーシスとよぶ。
- 本剤はトランスサイレチンを安定化し、アミロイドの生成を抑える。
- 学会が定めた医師と施設のみで使用可能。

もっと知りたい！ 四量体と単量体

トランスサイレチンは4つのタンパク質が結合しており、四量体とよばれます。加齢などでこの構造が変化すると、単量体となってアミロイド線維を形成します。

2章

冠動脈に究極のピンチ!

虚血性心疾患

虚血性心疾患ってなあに？

虚血性心疾患とは、心臓を栄養する血管（冠動脈）に狭窄あるいは閉塞が起こり、心筋が虚血状態となる病態です。急性冠症候群、安定冠動脈疾患がこれにあたります。

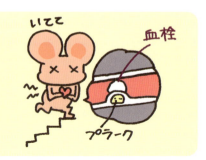

急性冠症候群

　急性冠症候群とは、冠動脈の粥腫（プラーク）の破綻とそれに伴う血栓形成により、冠動脈が急速に狭窄・閉塞して起こる病態です。初期対応では理学所見のほか、心電図と心筋トロポニンの評価が重要になります。

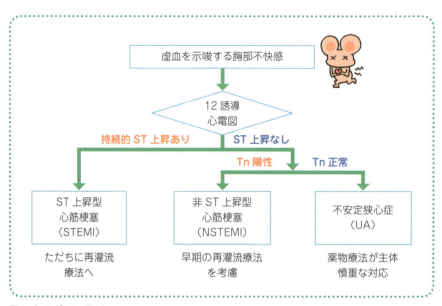

Tn：トロポニン T、I

48

急性冠症候群で考えること

発症 12 時間以内での ST 上昇型心筋梗塞では早急な再灌流療法が望まれます。再灌流療法として最初から経皮的冠動脈インターベンション（PCI）を目指すことを primary PCI とよびます。

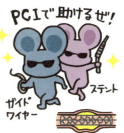

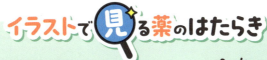

急性冠症候群で用いられる薬剤

冠拡張薬

急性冠症候群では病変部への酸素供給量を増やすため、ニトログリセリンやニコランジルなどの冠拡張薬が用いられます。

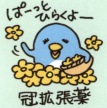

抗血小板薬・抗凝固薬

冠動脈狭窄の急速な進行には血栓形成が深く関与しています。これを阻止するためアスピリンなどの抗血小板薬やヘパリンなどの抗凝固薬が用いられます。

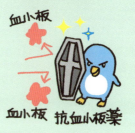

なるほどコラム　MONA は王様

急性冠症候群の初期治療は MONA と略されます。M：疼痛緩和のためのモルヒネ静注、O：酸素投与、N：ニトログリセリン、A：アスピリンです。酸素投与については最近低酸素のみに限定となりました。

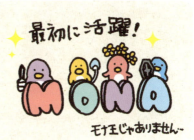

2章　虚血性心疾患

安定冠動脈疾患

　安定冠動脈疾患は、慢性冠症候群ともよばれ、一般に労作性狭心症と冠攣縮性狭心症に分けられます。

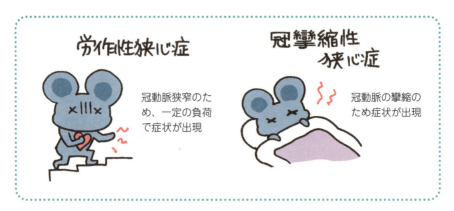

　症状緩和や急性冠症候群への進行予防のために薬物療法が行われます。これを至適内科治療（optimal medical therapy；OMT）といいます。

もっと知りたい！ MINOCA と INOCA

近年、冠動脈閉塞を伴わない心筋梗塞として MINOCA（myocardial infarction with non-obstructive coronary arteries）が注目されています。これは冠攣縮や微小循環障害によるといわれています。
同様に冠動脈に狭窄のない狭心症を INOCA（ischemia with non-obstructive coronary arteries）とよびます。

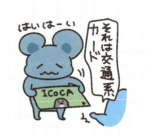

安定冠動脈疾患で考えること

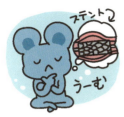

安定冠動脈疾患では血行再建に踏み込むかどうかが最も重要なポイントです。また症状緩和と急性冠症候群への進行予防のため、積極的に薬物療法が行われます。

安定冠動脈疾患で用いられる薬剤

抗血小板薬

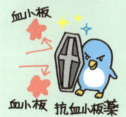

心血管イベントを回避するため、アスピリンなどの抗血小板薬が推奨されます。

脂質低下薬

脂質低下療法は安定冠動脈疾患の根幹です。冠動脈疾患の二次予防として高強度スタチンが推奨され、LDLコレステロール<70mg／dLが目標です。

β遮断薬・Ca拮抗薬

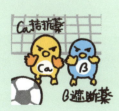

症状緩和目的で使用される薬剤です。陳旧性心筋梗塞や心機能低下例ではβ遮断薬が、冠攣縮狭心症ではCa拮抗薬が用いられます。

冠拡張薬

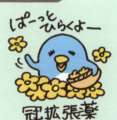

イソソルビドやニコランジルなどの冠拡張薬は、安定冠動脈疾患では第二選択薬の位置付けです。

> 胸の奥の爆薬

01 ニトログリセリン

冠拡張薬

商品名 ニトロペン®

こんな人に使ってる **狭心症発作や急性冠症候群の初期対応に**

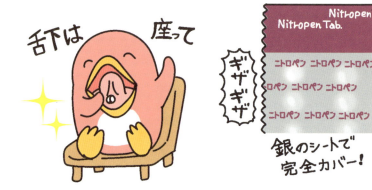

使いかた
- 狭心症発作、急性心筋梗塞の超急性期に舌下投与を行う。
- 投与後数分で効果を発揮する。効果がなければ数分後に追加投与も可能。
- めまいや失神を起こすことがあり、臥位や坐位で使用すること。
- 飲み込むと肝臓で代謝され効果はほぼ失われる。

病態を見抜く！アセスメントのポイント
血圧：過度の血圧低下に注意。
頭痛：頭痛やほてりをみることがある。
脈拍：動悸を訴えることがある。

ちょこっとメモ

- 強力な血管拡張物質である一酸化窒素（NO）を放出し、冠動脈を拡張する。
- 5〜10分ごとに3回舌下しても無効の場合はただちに医師に連絡。
- ミリスロール®と同じ成分。アカラシアの症状緩和にも適応あり。

ソボクな疑問　「舌下のメリット」って？　??

舌下投与という、不思議な投与法であるニトロペン®。心臓までの到達時間が短くなるほか、肝臓での分解を受けず、直接心臓に届けられるという利点があります。

なるほどコラム　爆薬工場からのうわさ話

ニトログリセリンは強力な爆薬、ダイナマイトの主原料です。
1870年代、英国の爆薬工場で奇妙なうわさが流れました。工員たちは月曜日には頭痛がする、あるいは労働日には胸痛発作が起きにくい、というもの。これをきっかけに狭心症の治療薬へと応用されます。一酸化窒素（NO）の関与が解明されるのはおよそ100年後。その発見者にはノーベル生理学・医学賞が贈られました。
ダイナマイトを実用化したのはスウェーデンの科学者、ノーベル。巨万の富を得た彼は、しかし弾薬が多くの人の命を奪ったことに心を痛めていました。彼の遺言をもとに創設されたのがノーベル賞です。

お薬のひとり言！　爆発しないよ

ニトロペン®に含まれるニトログリセリンはごく微量。集めても爆薬にはなりません。

マイルドでいきましょう
02 硝酸イソソルビド

冠拡張薬

商品名 ニトロール®

こんな人に使ってる

狭心症の発作予防に

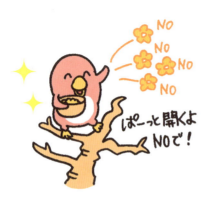
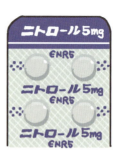
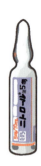

使いかた

- 狭心症、心筋梗塞、虚血性心疾患に適応。
- 1回1〜2錠、1日3〜4回内服。
- 注射薬もある（5mg／10mL）。不安定狭心症や心不全に2〜5mg／hで使用。

病態を見抜く！アセスメントのポイント

頭痛：頭痛やめまいをみることがある。
血圧：血圧低下に注意するが、程度は強くない。
食思不振：悪心や嘔吐、食思不振をみることあり。

> **ちょこっとメモ**

- ニトログリセリンと同じく硝酸薬のひとつ。
- 肝臓で分解されにくいため、内服でも効果あり。
- ニトログリセリンに比べて効果がマイルドで、低力価硝酸薬ともよばれる。
- 基本的には狭心症の予防に使用。

硝酸イソソルビドと仲間たち「硝酸薬」

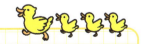

- 硝酸イソソルビド（ニトロール®）：1日3回内服。狭心症の予防に。
- 硝酸イソソルビド徐放（ニトロール®R、フランドル®）：1日2回内服の徐放製剤。
- 硝酸イソソルビドテープ（フランドル®テープ）：1日1回貼り替える貼付薬。
- 一硝酸イソソルビド（アイトロール®）：持続性あり、効果も強力。1日2回内服。

なるほどコラム　硝酸薬の耐性問題

硝酸薬の慢性投与では、耐性の出現が問題になります。ニトログリセリンを長期投与していると、心筋梗塞が発症した場合に重症化しやすいといわれています。いざ胸痛発作が起こったとき、ニトログリセリンが効きにくいというのでは、ちょっと困ってしまいますね。

お役立ち！　長期投与はどーなん？

かつては慢性期に頻用されていた硝酸薬ですが、長期予後を改善しないことから、あまり使われなくなりました。あくまでも発作予防が目的です。

臓器保護にも優れたハイブリッド

03 ニコランジル

冠拡張薬

商品名 シグマート®

こんな人に使ってる **不安定狭心症や血圧低めの心不全に**

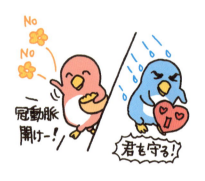
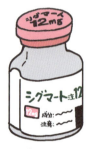

緑の文字が特徴です

使いかた

- 不安定狭心症、急性心不全に適応あり。
- 不安定狭心症では2mg／hで開始し、最大量は6mg／h。
- 生理食塩水もしくは5％ブドウ糖溶液500mL＋ニコランジル48mgと調整し、20mL／hで投与する。
- 急性心不全では体重50kgとすると2.5～10mg／hで投与。
- 内服薬の適応は狭心症のみ。1回5mg、1日3回分服。

病態を見抜く！アセスメントのポイント

血圧：ときに血圧低下をみる。
頭痛：頭痛やほてりをみるのはニトログリセリンと同様。
脈拍：頻脈をみることがある。

ちょこっとメモ

- 硝酸薬ミリスロール®と同じく、一酸化窒素放出により冠動脈を拡張する。
- ミリスロール®に比べ血圧が低下しにくく、耐性が現れにくい。
- ミリスロール®よりも細い血管を拡張し、冠微小循環を改善する。
- ATP 感受性 K チャネル開口作用を持ち、心保護にはたらく。
- PCI 後の心筋血流の確保、腎障害の回避に有用との報告あり。

なるほどコラム　クリニカルシナリオ

クリニカルシナリオ（CS）は血圧値を基準とした急性心不全の分類法で、心不全の初期対応に用います。

CS1：収縮期血圧 > 140mmHg。肺水腫に対し非侵襲的陽圧換気療法（NPPV）や血管拡張薬、利尿薬を使用します。

CS2：収縮期血圧 100〜140mmHg。全身性浮腫に対し血管拡張薬、利尿薬、NPPV を使用します。

CS3：収縮期血圧 < 100mmHg。低灌流に対し容量負荷、強心薬、血管収縮薬を使用します。

CS4 は急性冠症候群、CS5 は右心機能不全を指します。

お薬のひとり言!　ハイブリッドでいきましょう

ニコランジルは一酸化窒素産生と ATP 感受性 K チャネル開口という 2 つの主な作用をもち、ハイブリッド薬ともよばれています。

歴史の波もどんと来い
04 アスピリン

抗血小板薬

商品名 バイアスピリン®

こんな人に使ってる 狭心症の血栓予防や心筋梗塞急性期に

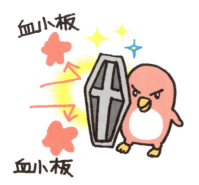
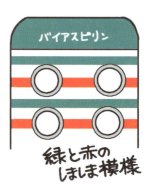

使いかた

- 狭心症、心筋梗塞、虚血性脳血管障害における血栓予防に適応。
- 急性冠症候群を疑うときは100mg2錠を噛み砕いてすみやかに服用。
- 腸溶剤のため、そのままの内服では効果発現までに時間がかかる。

病態を見抜く！アセスメントのポイント

出血：頭痛や嘔吐は脳出血の前駆症状。
胃腸障害：胃炎や胃潰瘍を起こしやすい。みぞおちの痛みや悪心など。
呼吸困難：息苦しさや喘鳴の出現はアスピリン喘息を疑う。

ちょこっとメモ

- 胃粘膜障害を避けるため、腸溶剤となっている。
- 冠動脈バイパス術、経皮的冠動脈インターベンション（PCI）後の血栓・塞栓形成の抑制にも用いられる。川崎病にも適応あり。
- 消化性潰瘍、アスピリン喘息では禁忌。
- 効果は内服後30分でみられ、1週間持続する。
- 手術前は1週間の休薬が必要。

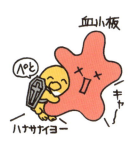

ソボクな疑問　血小板寿命とアスピリン

アスピリンは血小板内のシクロオキシゲナーゼ1（COX-1）を阻害し、トロンボキサンA2の産生を抑えて血小板凝集を抑制します。この作用は不可逆であり、血小板の寿命（約7日）が尽きるまで続きます。術前休薬が1週間と長いのはこのため。

なるほどコラム　柳の樹皮の痛み止め

アスピリンと人類の関わりは2000年以上前からあります。紀元前にはヒポクラテスが柳の樹皮を解熱鎮痛に用いました。その成分から開発されたのがアスピリン。もとになるサリチル酸の名は柳の学名サリックスが由来です。アスピリンの抗血小板作用が報告されたのはずっとあと、1967年のことです。

お薬のひとり言！　ピリン系じゃないし

アスピリンはピリン系薬剤と混同されがちですが、関連はありません。ピリン系薬剤にはスルピリンがあります。

血小板にブレーキかけて

05 クロピドグレル

抗血小板薬

商品名 プラビックス®

こんな人に使ってる　**PCI 後にアスピリンと併用**

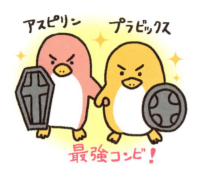
最強コンビ！

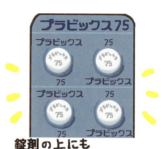
錠剤の上にもくっきり文字を印刷！

使いかた

- 虚血性脳血管障害、PCI（経皮的冠動脈インターベンション）が適応となる急性冠症候群、安定狭心症、陳旧性心筋梗塞に適応。
- 75mg 1錠を1日1回内服。
- PCI開始時には300mgを内服。

病態を見抜く！アセスメントのポイント

出血：頭蓋内出血が最も重大。
黄疸：ときに肝機能障害や黄疸をみることがある。
紫斑：まれに血栓性血小板減少性紫斑病をきたす。

> **ちょこっとメモ**

- アスピリンとは異なり、血小板凝集を促進するADP（アデノシンニリン酸）受容体であるP2Y12に結合し、そのはたらきを抑制する。
- 化学構造式からチエノピリジン系抗血小板薬ともよばれる。
- アスピリンよりも抗血小板作用が強い。
- 末梢動脈疾患における血栓・塞栓形成の抑制にも適応あり。
- 手術前14日の休薬が目安。
- 遺伝子多型により効果に個人差が出る可能性がある。

> **ソボクな疑問**　「DAPTとSAPT」って？

ステント挿入後は強力な抗凝固作用が必要であり、アスピリンとチエノピリジン系抗血小板薬の2種類を使用します。これをDAPT（dual antiplatelet therapy）といいます。一般的に3カ月後、抗血小板薬は単剤に戻します。これをSAPT（single antiplatelet therapy）といいます。

> **なるほどコラム**　パナルジン®を超えていけ！

かつて強力な抗血小板薬として頻用されていたチクロピジン（パナルジン®）。副作用である重篤な肝障害や紫斑病の出現が問題でした。これら副作用の軽減を目指して開発されたのがクロピドグレルです。

> **お薬のひとり言！**　圧迫止血の敵

パナルジン®の抗血小板作用は強力で、カテーテル穿刺部の再出血もしばしば。研修医に「パナルジンでぱーになる」と陰口をたたかれたことも。

血小板に素早いブレーキ

06 プラスグレル

抗血小板薬

商品名 エフィエント®

こんな人に使ってる： **PCI後にアスピリンと併用**

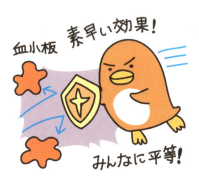
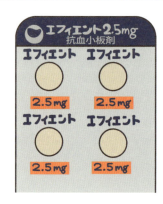

使いかた

- PCI（経皮的冠動脈インターベンション）が適応となる急性冠症候群、安定狭心症、陳旧性心筋梗塞に適応。
- 虚血性脳血管障害にも適応あり。
- 初回投与は1日1回20mg、その後は維持投与として1日1回3.75mg。
- 体重50kg以下では維持投与2.5mgを考慮。

病態を見抜く！アセスメントのポイント

出血：消化管出血、頭蓋内出血に注意。
貧血：ときに貧血や汎血球減少をみる。
紫斑：まれに血栓性血小板減少性紫斑病をきたす。

> ちょこっとメモ

- クロピドグレルと同じく、血小板膜上の ADP 受容体 P2Y12 に結合し、血小板凝集を抑制する。
- 代謝経路がシンプルで、クロピドグレルより効果発現が早い。
- 個人間で効果のばらつきが少なく、安定した血小板凝集抑制が得られる。
- 原則として空腹時の投与は避ける。
- 手術前 14 日の休薬が目安。

プラスグレルと仲間たち「チエノピリジン系抗血小板薬」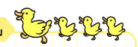

- チクロピジン（パナルジン®）：重篤な肝障害をみることがあるので注意。
- クロピドグレル（プラビックス®）：副作用を軽減した 1 日 1 回の内服薬。
- プラスグレル（エフィエント®）：効果発現が早く、作用も安定。
- チカグレロル（ブリリンタ®）：出血傾向がやや強いが手術前の休薬期間が 5 日と短い。

なるほどコラム　ちょっぴり変わった子、シロスタゾール

アスピリンともプラスグレルとも違うしくみで血小板抑制を示す不思議っ子、シロスタゾール（プレタール®）。血流増加や内皮機能改善作用を併せ持ち、脳梗塞、慢性閉塞性動脈硬化症に適応があります。頻脈の副作用を利用し高度徐脈で投与することも。心不全では禁忌となります。

もっと知りたい！　代打で登場

シロスタゾールの術前休薬は 3 日間とごく短期間。しばしば術前にクロピドグレルやプラスグレルの代替投与に選ばれます。

意外にマルチな基本薬

07 プラバスタチン

脂質異常症治療薬

商品名 メバロチン®

こんな人に使ってる　LDL コレステロールがやや高い人に

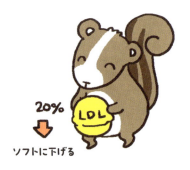

20%
↓
ソフトに下げる

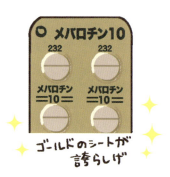

ゴールドのシートが誇らしげ

使いかた

- 高脂血症、家族性高コレステロール血症に適応。
- 1日 10mg、1回または2回分服。
- 1回の場合は夕食後の内服を推奨。
- 妊婦、授乳婦では禁忌。

病態を見抜く！アセスメントのポイント

筋肉痛：重篤な副作用である横紋筋融解症の症状のひとつ。
褐色尿：横紋筋融解症を疑うサイン。
皮膚：発疹や掻痒感をみることがある。

> **ちょこっとメモ**

- 肝臓でコレステロール合成に関与する HMG-CoA 還元酵素を阻害し、血中の LDL コレステロールを低下させる。この機序をもつ薬剤をスタチンとよぶ。
- LDL コレステロール減少率は 15〜20％、中性脂肪減少率は 3％。
- 効果がソフトでスタンダードスタチンとよばれる。
- 水溶性のため、骨格筋に取り込まれにくく副作用が比較的少ない。
- 抗酸化作用、抗炎症作用も報告され、意外にマルチタレント。

プラバスタチンと仲間たち「レギュラースタチン」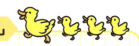

- プラバスタチン（メバロチン®）：日本で最初に発売された脂質異常症治療薬。
- シンバスタチン（リポバス®）：脂溶性で効果に優れる。
- フルバスタチン（ローコール®）：脂溶性で抗酸化作用の報告もある。

なるほどコラム　カビから生まれたスタチン

スタチンの開発には日本人が大きく貢献しています。1973 年、製薬会社の開発部門にいた遠藤章らはカビやキノコが生成する 6,000 種の物質を調べ、青カビから最初のスタチンであるメバスタチンを発見しました。その後の実用化は大手米国企業に譲りますが、日本でも遅れること 2 年、1989 年にプラバスタチンが発売されました。

お役立ち！　腎機能には要注意

横紋筋融解の副作用は特に腎機能障害をもつ場合に多いとされ、臨床では注意が必要です。

みんなに平等なはたらきもの

08 ロスバスタチン

脂質異常症治療薬

商品名 クレストール®

こんな人に使ってる　LDL コレステロールをしっかり下げたい

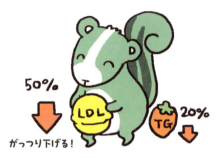
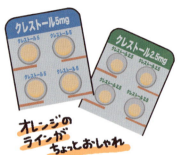

オレンジのラインがちょっとおしゃれ

使いかた

- 高コレステロール血症、家族性高コレステロール血症に適応。
- 1日1回2.5mgを内服。10mgまで増量可能。
- 重症患者では1日最大20mgまで。
- 妊婦、授乳婦では禁忌。

病態を見抜く！アセスメントのポイント

筋肉痛：重篤な副作用である横紋筋融解症の症状のひとつ。
褐色尿：横紋筋融解症の有名なサイン。
肝障害：食欲低下や黄疸に注意。

> **ちょこっとメモ**

- プラバスタチンと同じくスタチン製剤のひとつ。
- 効果が強くストロングスタチンとよばれる。
- LDL コレステロール低下作用は 30％、中性脂肪低下作用は 20％ある。
- 半減期が 14 時間と長く、プラバスタチンの約 5 倍。
- プラバスタチンと同じく水溶性で副作用が比較的少ない。

ロスバスタチンと仲間たち「ストロングスタチン」

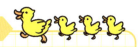

- ロスバスタチン（クレストール®）：水溶性で HDL 上昇効果の報告あり。
- アトルバスタチン（リピトール®）：脂溶性で半減期も長い。
- ピタバスタチン（リバロ）：脂溶性で効果が強い。HDL 上昇効果もある。

なるほどコラム　一次予防と二次予防

冠動脈疾患の一次予防（まだ冠動脈疾患に罹患していない人）では、LDL コレステロールの目標値は 140mg／dL 以下（糖尿病など高リスクがあれば 100mg／dL 以下）です。
冠動脈疾患の二次予防では LDL コレステロール 100mg／dL 以下が目標です。
急性冠症候群では 70mg／dL 以下が目標となり、最大量のストロングスタチンをすみやかに投与します。ロスバスタチンでは 10mg、アトルバスタチンでは 20mg、ピタバスタチンでは 4mg となります。

もっと知りたい！　6％ルールって？

ストロングスタチンは投与量を 2 倍にしても LDL コレステロールは 6％しか低下しません。これを 6％ルールとよびます。

LDLを激減させる注射薬
09 エボロクマブ

脂質異常症治療薬

商品名 レパーサ®

こんな人に使ってる

LDLコレステロールを絶対下げる！

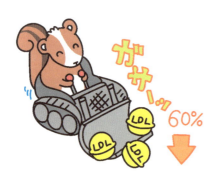

ガサッ 60% ↓

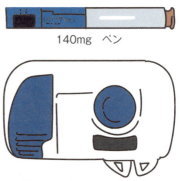

140mg　ペン

420mg　オートミニドーザー

使いかた

- 家族性高コレステロール血症、高コレステロール血症に適応。
- 高コレステロール血症では140mg（ペン型）を2週間に1回皮下投与。
- 420mg製剤の場合、オートミニドーザーを用い4週間に1回皮下投与。
- 家族性高コレステロール血症では、効果不十分の場合2週間ごとの投与も可能。

病態を見抜く！アセスメントのポイント

皮膚：注射部位反応をみることがある。

ちょこっとメモ

- 強力な LDL 低下作用をもつ注射薬。
- LDL 低下率は約 60% と強力。
- スタチンとの併用が原則。スタチンとの併用が適さない場合は単独投与も可。
- 薬価が高額のため、高額療養費の申請を考慮。

ソボクな疑問　「PCSK9 阻害薬」って？

肝細胞表面にある LDL 受容体は、血中 LDL コレステロールと結合し細胞内に取り込まれます。この受容体は PCSK9 という蛋白が結合すると細胞内で分解されてしまいます。レパーサ® は PCSK9 を阻害して LDL 受容体の分解を抑え、結果的に血中 LDL コレステロールを低下させます。

あいつがライバル「インクリシラン（レクビオ®）」

最近 PCSK9 阻害薬として登場した注射薬、レクビオ®。レパーサ® が PCSK9 に結合してそのはたらきを阻害するのに対し、この薬剤は PCSK9 の mRNA を切断しその産生を抑制するもので、核酸阻害薬ともよばれます。作用が長時間持続するため投与間隔が長く、300mg を初回と 3 カ月後、以後は 6 カ月間隔で皮下注します。LDL 低下率は 6 カ月後で約 60% です。

なるほどコラム　マブはマブダチ？

「エボロクマブ」のように、語尾に「マブ」がつく薬が増えてきました。これはモノクローナル抗体（monoclonal antibody）の略で、分子標的薬のことです。

10 エゼチミブ

小腸レベルでさようなら

脂質異常症治療薬

商品名 **ゼチーア®**

こんな人に使ってる スタチンに上乗せしてさらなる効果を

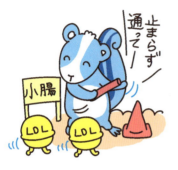
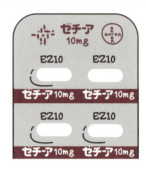

使いかた
- 高コレステロール血症、家族性高コレステロール血症に適応。
- 1日1回 10mg を食後に内服。
- スタチンとの併用が多い。

病態を見抜く！アセスメントのポイント
下痢：まれに腹痛や下痢、便秘をみる。
筋肉痛：横紋筋融解症の報告はあるが、頻度は少ない。

ちょこっとメモ
- 小腸粘膜細胞に存在する小腸コレステロールトランスポーターを阻害し、食事由来のコレステロール吸収を抑制することで効果を発揮する。
- スタチン単独で LDL コレステロールが目標に達しない場合に併用する。

●スタチンを使用しにくい場合に代替薬として用いることも。

ソボクな疑問 「Non-HDL コレステロール」って？

脂質管理目標として最も重視されるのは LDL コレステロールですが、次なる管理目標として Non-HDL コレステロールの使用が提唱されています。これは「総コレステロール−HDL コレステロール」で算出されるもので、150mg／dL 未満が基準値です。中性脂肪が高値の人では特に注意が必要です。

なるほどコラム 中性脂肪の現在地

冠動脈疾患の二次予防では血圧、血糖、LDL コレステロールの管理が重要ですが、心血管イベントのリスクはゼロにはならず、他の指標にも注意します。中性脂肪もそのひとつで、リスク軽減のため中性脂肪 150mg／dL 未満、随時採血では 175mg／dL 未満を目標とします。治療としてはフィブラート系薬剤が主に用いられ、たとえばペマフィブラート（パルモディア®）は強力な中性脂肪降下作用を示し、ときにスタチンと併用します。

もっと知りたい！ 食事制限の効果って？

コレステロールの 8 割は肝臓で合成され、食事由来は 2 割程度。厳しい食事制限をしてもそこまで効果があらわれないのはこのため。

魚の油はよい油

特別編 イコサペント酸エチル

脂質異常症治療薬

商品名 エパデール

こんな人に使ってる

中性脂肪高値の虚血性心疾患に

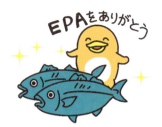
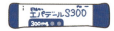
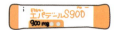
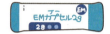

使いかた

- 300mg カプセルでは1回 600mg を1日3回服用。
- 900mg カプセルでは1回 900mg を1日2回服用。
- EM カプセルは1日1回の服用。

ちょこっとメモ

- エイコサペンタエン酸（EPA）は高純度の魚油からなる。
- 閉塞性動脈硬化症に伴う潰瘍、疼痛および冷感の改善、高脂血症が適応。
- 抗血小板作用もあり、術前では7〜10日の休薬が必要。
- 動脈の弾力性を保ち、動脈硬化を予防する。
- 空腹時の服用では吸収が悪いため、食後すぐに服用。

もっと知りたい！　中性脂肪が高いとき

イコサペント酸は中性脂肪低下作用が強く、スタチンにより LDL コレステロールが目標範囲で、中性脂肪高値の場合によく併用されます。

3章

リズム乱れて一大事
不整脈

不整脈ってなあに？

心臓は一定のリズムで収縮と拡張を繰り返しています。このリズムが乱れたり途切れたりするものが不整脈。無症状から致死的なものまで、その重症度もさまざまです。

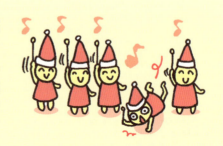

興奮のドミノ〜刺激伝導系〜

　心臓がリズミカルに動いているのは、刺激伝導系とよばれる特殊なネットワークのおかげ。まず右心房上部にある洞結節が興奮を発生します。その後興奮は房室結節を介して心室に伝わり、His束→右脚・左脚→プルキンエ線維とドミノ倒しのように心臓全体に伝わっていきます。

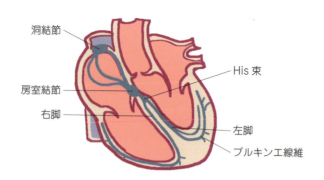

　不整脈はこのネットワーク自体の異常、もしくはネットワーク以外での異所興奮が原因です。

🔹 頻脈性不整脈

心拍数 100 回／min 以上。QRS 幅が狭いタイプと広いタイプがあります。

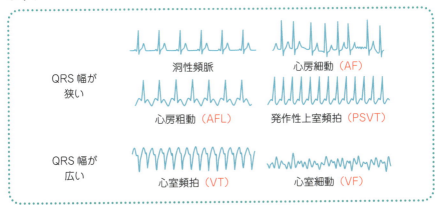

🔹 徐脈性不整脈

心拍数 50 回／min 以下。洞結節や房室結節の異常が主な原因です。

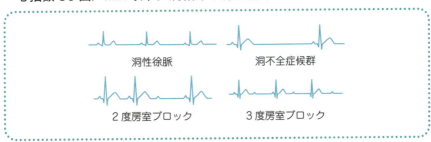

🔹 期外収縮

期外収縮は、ときに脈の欠滞をみます。

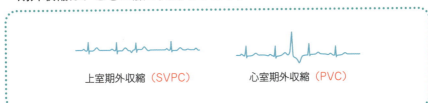

抗不整脈薬の分類

1970年代、ボーン・ウィリアムスらは、その作用をもとに抗不整脈薬を4つのグループに分類しました。分類法に整合性がないこと、どれにも属さない薬剤があることなど問題は多いものの、現在も広く用いられています。

ボーン・ウィリアムス（Vaughan Williams）分類

群	作用機序		薬剤名
Ⅰa	Naチャネル抑制	活動電位を延長	ジソピラミド、シベンゾリンなど
Ⅰb		活動電位を短縮	リドカイン、メキシレチンなど
Ⅰc		活動電位は不変	ピルシカイニド、フレカイニドなど
Ⅱ	β受容体遮断		ランジオロールなど
Ⅲ	Kチャネル遮断		アミオダロン、ソタロールなど
Ⅳ	Caチャネル遮断		ベラパミル、ジルチアゼムなど

この分類に含まれない薬剤：ジゴキシン、アデノシン三リン酸、アトロピン、イソプレナリンなど

なるほどコラム　心筋興奮と陽イオン

心筋の興奮はナトリウム（Na）、カルシウム（Ca）、カリウム（K）という陽イオンが細胞の内外を移動することで生じます。抗不整脈薬の多くはこれら陽イオンの通り道（チャネル）のはたらきを制御するものです。

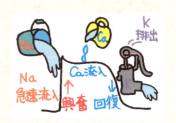

不整脈で考えること

　不整脈の分野では近年カテーテルアブレーションや植込み型除細動器など非薬物療法の有用性が示され、薬物療法は非薬物療法を補助する役割となりつつあります。

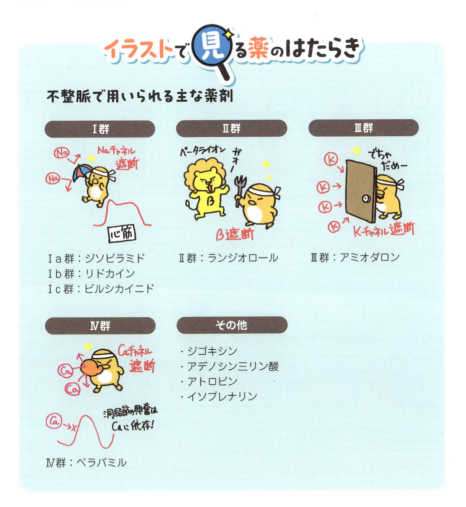

01 ジソピラミド

抗コリン作用が隠し味

抗不整脈薬（Ⅰa群）

商品名 リスモダン®P

> こんな人に使ってる

発作性上室頻拍や心房細動に

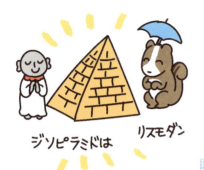
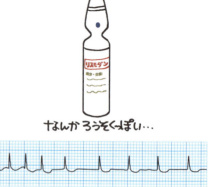

心房細動

使いかた

- 発作性上室性頻拍、発作性心房細動、心房粗動に適応。
- 1A（50mg／5mL）を生食 20 mL で希釈し 5 分以上かけて静注。
- 内服薬もある。ジソピラミド徐放（リスモダン®R）150 mg は 1 日 2 回内服。

病態を見抜く！アセスメントのポイント

低血糖：予想しにくい特殊な副作用。倦怠感や意識混濁ではまず疑うべし。
尿閉：抗コリン作用からくる症状。
頻脈：抗コリン作用からくる症状。

> ちょこっとメモ

- Ⅰa群Naチャネル阻害薬。活動電位の立ち上がりを抑え、持続時間を延長。
- 抗コリン作用をもち、頻脈や尿閉を起こしやすい。
- 頻脈治療ではベラパミルやジギタリス製剤による徐脈化を先行。
- ときにQT延長をきたし、心室頻拍を起こすことがある。
- 高度房室ブロック、閉塞隅角緑内障、尿貯留傾向では禁忌。

ソボクな疑問 「抗コリン作用」って？

自律神経は交感神経と副交感神経に分かれます。副交感神経系の伝達物質はアセチルコリンですが、ジソピラミドはこれをブロックします。その結果交感神経系が優位となり、頻脈や尿閉をみることになります。

ジソピラミドと仲間たち「Naチャネル遮断薬（Ⅰa群）」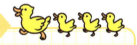

- ジソピラミド（リスモダン®）：抗コリン作用が強め。
- プロカインアミド（アミサリン®）：心機能抑制作用が比較的軽い。
- キニジン（キニジン）：ブルガダ症候群の心室細動予防で再脚光。
- シベンゾリン（シベノール®）：使いやすいが低血糖出現に注意。
- ピルメノール（ピメノール®）：心室性不整脈のみに適応。

お薬のひとり言！ あさが来た

ジソピラミドは抗コリン作用を生かし、早朝に出現する副交感神経緊張型の心房細動の予防に有用とされています。

今やちょっぴり過去の人

02 リドカイン

抗不整脈薬（Ⅰb群）

商品名 リドカイン

こんな人に使ってる

心室期外収縮や心室頻拍に

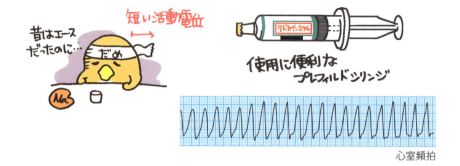

心室頻拍

使いかた

- 心室期外収縮や心室頻拍に用いる。
- 0.5～1A（50～100mg）を1～2分かけて緩徐に静注。
- 効果不十分であれば5分後に同量投与。

病態を見抜く！アセスメントのポイント

ショック：急激な意識障害や血圧低下をみることがある。
悪性高熱：発熱や筋強直が出現した際に疑う。ダントロレンなどで対応。
徐脈：刺激伝導系を抑制するため徐脈や心停止のリスクを伴う。

Medica FAN

今月の新刊・好評書籍のご案内

看護師・イラストレーター かげさん 推薦 **NEW**

総フォロワー数23万人「ナースのメモ帳」第2弾!

輸液の違いがわかる! ナースのメモ帳

作成・投与・滴下調整・交換etc
輸液の違いを最短で学ぶ!

はっしー／大田 和季 著
定価 1,980円(本体+税10%)　●A5判／160頁
●ISBN978-4-8404-8793-1

詳細はこちら

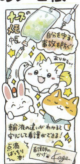

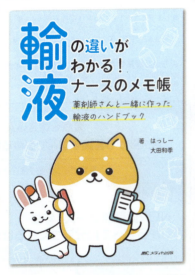

ズルカンシリーズ著者 中山有香里先生 推薦

発行部数3万5千部突破!

薬の使い分けがわかる! ナースのメモ帳

延べ128剤!
**まず知っておきたい
情報がひと目でわかる!**

はっしー／木元 貴祥 著
定価 1,980円(本体+税10%)　●A5判／224頁
●ISBN978-4-8404-8205-9

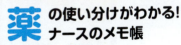

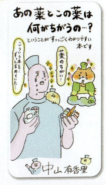

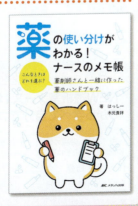

すべての医療従事者を応援します
MCメディカ出版

新人ナースを応援！お悩み解決のヒントが満載！

看護一般・看護技術

SNSで大人気の漫画家 うかうかさんのお守り犬シール付き！

めそめそしていた1年目の自分に今の自分から伝えたい 看護師暮らしのサバイバル術

一般論じゃない、一般ナースの本音と経験則

布団を出るので精一杯、勉強どころじゃない1年目ナースが息をしやすくなるための回復体位的アドバイス集。経歴も年齢もバラバラな一般ナース13人が、しんどかった当時の自分と「業務＆生活を立て直すヒント」を語り合います。

めそかん編集委員会 編集　うかうか イラスト

定価 1,980円（本体＋税10%）　●A5判／144頁
●ISBN978-4-8404-8789-4

詳細はこちら

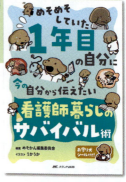

要点を書き込んでまとめノートをつくろう！
選択肢から言葉を選んで進めるため、新人や看護学生の臨地実習に最適！

◀ 重要ポイントを「書き込む」ことで、必要な知識が得られる！ ▶

循環器

検査動画や略語集などWebコンテンツ付き

NEW循環器ナース1年生
0から学べて自分でつくれるはじめての看護ノート

解剖生理や心電図、心エコーなどの検査、血管疾患、虚血性疾患、弁膜疾患、不整脈などの疾患と看護を、キソのキソから楽しく学べるワークノート。

北村 英樹 監修　前田 靖子 編集

定価 2,860円（本体＋税10%）
●B5判／本文80頁＋別冊解答48頁
●ISBN978-4-8404-8786-3

詳細はこちら

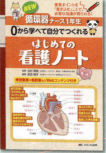

透析

手技＆機器操作動画付き

NEW透析室ナース1年生
0から学べて自分でつくれる はじめての看護ノート

治療法選択、腎臓の働き、透析装置、血液浄化療法、基本操作、薬物・食事・運動療法など、最初に押さえたいキホンをまとめた一冊。

松岡 哲平 監修

定価 2,860円（本体＋税10%）
●B5判／本文80頁＋別冊解答40頁
●ISBN978-4-8404-8787-0

詳細はこちら

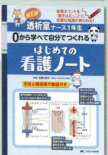

基本から実践的で使える手技・ケアまで解説

リハビリテーション

3か月でマスター 知識ゼロからはじめる嚥下評価
12ステップと動画で評価スキルを磨いて誤嚥性肺炎を防ぐ!

VEやVFがなくても嚥下状態を評価できる

摂食嚥下のド素人で、実は知識ゼロで、だけど少しでも口から食べさせてあげたい…。そのやる気が出発点!摂食嚥下にかかわる全員に、知っておきたい解剖などの基礎知識から、VFやVEがなくても聴診器1つあれば嚥下が評価できるようになる知識と技術をまとめた1冊。

大野木 宏彰 著
定価 3,850円（本体+税10%）　●B5判／152頁
●ISBN978-4-8404-8790-0

詳細はこちら

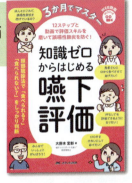

糖尿病

糖尿病ケア+（プラス）2025年春季増刊

病棟・外来・施設・在宅で使える
高齢糖尿病患者の病態・治療・アプローチ

Q&Aと症例解説で高齢患者のケアがわかる

血糖管理の基準や注意すべき身体症状、低血糖の対策、食事内容、薬剤の選択、認知機能低下による問題など、高齢糖尿病患者のケアにおいて知っておきたいポイントを網羅。症例別のアプローチ解説で実践的な理解も深まる！ ダウンロードして患者に渡せる説明シートつき。

細井 雅之 編集
定価 3,520円（本体+税10%）　●B5判／168頁
●ISBN978-4-8404-8690-3

詳細はこちら

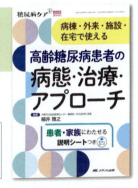

透析

透析ケア別冊

透析室へようこそ！透析業務1日まるごとガイド
異動・転職してきて「あら、びっくり！」失敗しない透析看護のコツ

患者の入室前から退室までの流れがわかる！

透析室の1日の流れについて、基本的な知識に加え、透析患者ならではの観察ポイントや注意点を解説する。透析初心者ナースの失敗エピソードをもとに、間違いやすい・勘違いしやすい点や手技のコツを先輩ナースが優しくアドバイスする。透析室初心者におすすめ！

松岡 由美子 編著
定価 2,640円（本体+税10%）　●B5判／128頁
●ISBN978-4-8404-8792-4

詳細はこちら

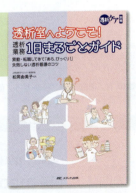

人気テーマの 最新版 登場!

がん看護

YORi-SOU がんナーシング2025年春季増刊

これだけは押さえておきたい
がん薬物療法の薬
－抗がん薬・ホルモン剤・分子標的薬・免疫チェックポイント阻害薬－
はや調べノート2025・2026年版

ケアのポイントミニブック2冊つき

最新版!7度目の改訂はひと味違う!

薬剤の使用頻度、注目度をあらためて見直し、重要な薬剤は2ページで掲載。各薬剤の掲載内容についても必要な情報のみに絞って、使いやすさがパワーアップ。

上野 誠 編集　　古瀬 純司 監修
定価 4,400円 (本体+税10%)　●B5判／288頁　●ISBN978-4-8404-8746-7

詳細はこちら
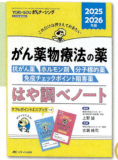

手術・麻酔

オペナーシング2025年春季増刊

麻酔科医直伝! 知識と実践力がイラストとチャートでまるごと身につく!
超パワーアップ版! 手術室の薬剤114

薬剤への苦手意識を克服できる若手の味方!

手術室で使用する薬剤を網羅し、最新知識・近年の動向も解説。近年話題の術前外来で注意すべき薬剤・術後痛対策での薬剤の使用法の解説も追加。予習に使えるPDF&検索性アップのインデックスシールつき!

武田 純三 編著
定価 4,400円 (本体+税10%)　●B5判／256頁　●ISBN978-4-8404-8568-5

詳細はこちら
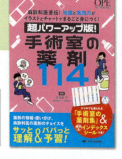

看護管理

ナーシングビジネス2025年春季増刊

「患者」と「スタッフ」を支える制度やさしく解説BOOK
社会保険制度・キャリア支援制度・健康支援制度

管理者が押さえるべき要点をやさしく解説

「社会保険制度」「キャリア支援制度」「健康支援制度」は、マネジメントを担う看護管理者にとって必須の知識。各制度の基礎的知識と現場での活用ポイントについて、やさしくかみ砕いて解説。

根岸 有／福田 憲行／福島 通子／黒田 ちはる 著
定価 3,080円 (本体+税10%)　●B5判／176頁　●ISBN978-4-8404-8704-7

詳細はこちら
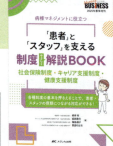

すべての医療従事者を応援します

MC 株式会社メディカ出版 お客様センター
☎ 0120-276-115
https://store.medica.co.jp/　← メディカID登録

書店で購入した書籍を登録するとポイントプレゼント!

オンラインストア

> **ちょこっとメモ**

- Ⅰb群 Na チャネル阻害薬。活動電位の立ち上がりを抑え、持続時間を短縮させる。
- 心筋抑制作用は少ない。
- 急性心筋梗塞での心室頻拍予防にはエビデンスがない。
- かつては心室性不整脈に対する第一選択薬だったが、現在はアミオダロン（アンカロン®）に席を譲った。
- 推奨薬が使えないときの代替薬の位置付け。

> **ソボクな疑問**　リドカインって、局所麻酔薬といっしょなの？
>
> リドカインは抗不整脈作用のほか、局所麻酔薬としても使用されます。誤投薬を防ぐため抗不整脈薬はプレシリンジ製剤を用い、局所麻酔薬はアンプル製剤を用いることが多いです。

リドカインと仲間たち「Na チャネル遮断薬（Ⅰb 群）」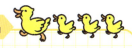

- リドカイン（キシロカイン®）：心房筋には作用しない。肝代謝。
- メキシチレン（メキシチール®）：心室性不整脈に用いる内服薬。静注もある。内服薬のみ糖尿病性神経障害に適応。
- アプリンジン（アスペノン®）：心房性不整脈にも有用。

> **よりみちコラム**　やさしくしてあげて
>
> 心室性不整脈に対するかつてのエース、リドカイン。アミオダロンに比べ重篤な副作用が少ないので、頻発する心室期外収縮に使ったりしますけどね。

03 ピルシカイニド　抗不整脈薬（Ⅰc群）

扱いやすいあっさり系

商品名 サンリズム®

こんな人に使ってる
発作性心房細動の停止や予防に

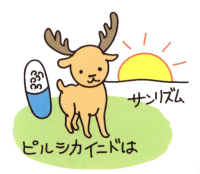
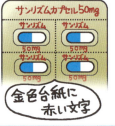

心房細動

使いかた

- 発作性心房細動の停止や予防に用いる。
- 心房細動予防の場合、1回1カプセル（50mg）を1日3回内服。
- 発作時には1回2カプセル（100mg）を屯用。
- 注射薬もある。1回1mg／kgを生理食塩水などで希釈し10分で投与。

病態を見抜く！アセスメントのポイント

心室細動：心室細動や洞停止の報告あり注意。
むくみ：急性腎障害のため、むくみや尿量減少をみることあり。
悪心：ときに腹部不快や悪心・嘔吐の消化器症状をみる。

> **ちょこっとメモ**

- Ic群Naチャネル阻害薬。活動電位の立ち上がりを抑えるが持続時間は不変。
- 心外性副作用は少ない。
- 腎排泄であり腎機能低下例では投与量を減量する。
- うっ血性心不全、高度の房室ブロック、洞房ブロックでは禁忌。
- 重大な基礎心疾患がなく、心機能が良好な場合のみ使用。

> **ソボクな疑問**　「Ic フラッター」って？
>
> ピルシカイニドをはじめとするIc群のNaチャネル阻害薬は心房細動で投与中、心房粗動を誘発することがあります。これを「Ic flutter」とよびます。

ピルシカイニドと仲間たち「Naチャネル遮断薬（Ic群）」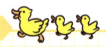

- ピルシカイニド（サンリズム®）：心機能正常例で用いる。腎排泄。
- プロパフェノン（プロノン®）：中等度のβ遮断作用をもつ。肝排泄。
- フレカイニド（タンボコール®）：心筋梗塞後の投与で死亡率を増加させたという衝撃の研究、CASTの対象薬。

> **もっと知りたい！**　ピル・イン・ザ・ポケット
>
> 発作性心房細動の場合、ピルシカイニドを携行してもらい、発作時のみ内服する方法があります。これを「pill-in-the-pocket」とよびます。

脈だけ抑えてくれるよね

04 ランジオロール　抗不整脈薬（Ⅱ群）

商品名 オノアクト®

こんな人に使ってる　心房細動など頻脈性不整脈に

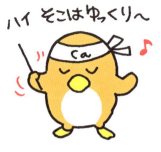

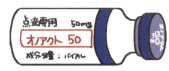

紫のキャップが特別っぽい

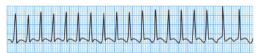

頻脈性心房細動

使いかた

- 手術時や緊急時の頻脈性不整脈、特に頻脈性心房細動に用いる。
- 1～10γ（μg／kg／min）で持続投与する。
- ランジオロール1V（50mg）＋生理食塩水50mLで希釈すると、体重50kgであれば1mL／h＝1γとなり、初期用量に適する。
- 手術中の緊急対応では20～40γでの使用も可能。

病態を見抜く！アセスメントのポイント

血圧低下：ときに血圧低下をみる。
低酸素：喘息や低酸素血症では注意。
徐脈：過度の徐脈や心停止の報告も。心電図モニターは必須。

> ちょこっとメモ

- 心拍数低下に特化したβ遮断薬（Ⅱ群）。半減期は4分で調節しやすい。
- 心機能への影響が少ない。
- 敗血症時の頻脈（心房細動、心房粗動、洞性頻脈）にも適応となった。
- 心原性ショック、代謝性アシドーシス、肺高血圧による右心不全では禁忌。

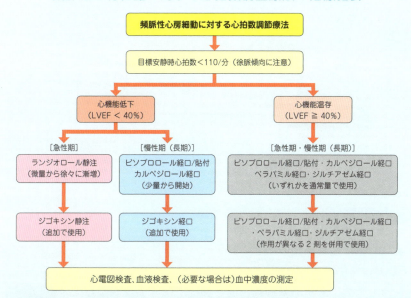

日本循環器学会／日本不整脈心電学会．2020年改訂版 不整脈薬物治療ガイドライン．
https://www.j-circ.or.jp/cms/wp-content/uploads/2020/01/JCS2020_Ono.pdf．2025年1月閲覧

> **よりみちコラム**　お値段お高め
>
> ランジオロールは使いやすくていい薬ですが、薬価がかなり高く、病院側の持ち出しになることも。なんとかならないものでしょうか。

05 アミオダロン

主役を狙う複雑系

抗不整脈薬（Ⅲ群）

商品名 アンカロン®

こんな人に使ってる　生命の危機にある心室細動、心室頻拍に

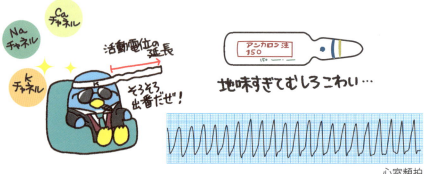

心室頻拍

使いかた

- 電気的除細動抵抗性の心室細動または無脈性心室頻拍による心停止では300mg（2A）を5％ブドウ糖20mLに希釈しボーラス投与。
- 生命の危機にある心室細動、心室頻拍では5％ブドウ糖に希釈し次ページのとおり。
- 内服もある。1日200mgを1〜2回分服。初期1〜2週間は倍量で負荷投与。

病態を見抜く！アセスメントのポイント

血圧低下：血圧低下、心不全の危険あり。
徐脈：ときに高度徐脈をきたす。
間質性肺炎、甲状腺機能障害：有名な心外副作用。間質性肺炎は致死的。

> **ちょこっとメモ**

- Kチャネル遮断薬（Ⅲ群）の代表。NaチャネルやCaチャネル遮断作用、β遮断作用も併せもつマルチプレーヤー。
- 半減期が6〜32日と極めて長く、中止しても数週間効果が持続。
- 重篤な肺線維症や肝障害、甲状腺機能障害の副作用をもち、ときに致死的。
- 内服薬は心不全または肥大型心筋症に伴う心房細動に適応あり。

> **ソボクな疑問** アミオダロンは点滴がフクザツ？

アミオダロンの点滴方法は以下のとおりで、ちょっと複雑。
初期急速投与：2.5mL（1Aから0.5mL除く）／100mLとして10分間で投与。
負荷投与：15mL（5A）／500mLとして33mL／hで6時間投与。
維持投与：15mL（5A）／500mLの残液を17mL／hで18時間投与。
　　　　　その後15mL（5A）／500mLとして17mL／hで24時間投与。

アミオダロンと仲間たち「Kチャネル遮断薬（Ⅲ群）」

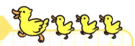

- アミオダロン（アンカロン®）：心室細動、心室頻拍の第一選択。
- ソタロール（ソタコール®）：経口だが効果は数日後。心機能低下では使用不可。
- ニフェカラント（シンビット®）：注射薬で、再発性／反復性心室頻拍に用いる。

> **よりみちコラム** わがまま放題

冷所保存が必要、生理食塩水での溶解が不可など、何かとわがままな薬、アミオダロン。副作用も長引きやすく、使いにくいけれど効果は抜群です。

刺激伝導系を抑える正統派

06 ベラパミル

抗不整脈薬（Ⅳ群）

商品名 ワソラン®

こんな人に使ってる
頻脈性心房細動や発作性上室頻拍に

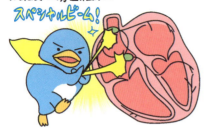

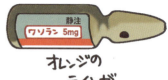

オレンジのラインが目印ですな

頻脈性心房細動

使いかた

- 心房細動、心房粗動の徐拍化、発作性上室頻拍の停止に用いる。
- 1A（5mg）を生理食塩水または5％ブドウ糖20mLで希釈し、5分以上かけて静注。
- 内服もある。1回1錠（40mg）から2錠（80mg）を1日3回。

病態を見抜く！アセスメントのポイント

血圧低下：心機能抑制効果があり、血圧低下に注意。
心停止：高度徐脈から心停止となることがある。
頭痛：頭痛や歯肉肥厚など、Ca拮抗薬としての副作用もある。

> **ちょこっとメモ**

- 非ジヒドロピリジン系 Ca 拮抗薬であるベラパミルは徐脈作用をもち、抗不整脈薬のIV群に分類される。
- うっ血性心不全、2度以上の房室ブロックでは禁忌。
- 静注用β遮断薬（ランジオロール）との併用も禁忌となる。
- 心機能低下（LVEF < 40%）では使用を避ける。

ベラパミルと仲間たち「Ca 拮抗薬（IV群）」

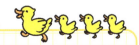

- ベラパミル（ワソラン®）：心機能抑制が比較的強い。
- ジルチアゼム（ヘルベッサー®）：内服と注射あり。徐脈効果はマイルド。
- ベプリジル（ベプリコール®）：やや特殊なマルチチャネル遮断薬（p.98参照）。

なるほどコラム　近くて遠いクラスメイト：ジルチアゼム

Ca 拮抗薬ジルチアゼム（ヘルベッサー®）はベラパミルと同じく IV 群に分類されますが、立ち位置が少し異なります。ベラパミルは短時間作用型で、頻脈性心房細動などでの静注投与がメイン。一方ジルチアゼムは、頻脈治療というよりも高血圧や冠攣縮性狭心症の治療に適する薬剤で、持続点滴で使用します。

もっと知りたい！　徐脈作用はとくべつ

アムロジピンやニフェジピンなど、降圧薬として頻用されるジヒドロピリジン系 Ca 拮抗薬に徐脈作用はなく、むしろ降圧に伴う反射性頻脈をみます。

強心作用と徐脈の魔女

07 ジゴキシン

抗不整脈薬

商品名 ジゴシン®

こんな人に使ってる　心不全を伴う頻脈性心房細動に

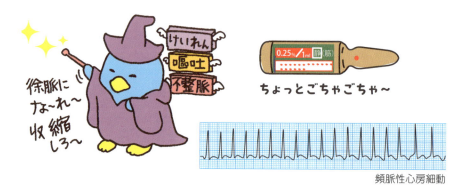

頻脈性心房細動

使いかた

- うっ血性心不全を伴う頻脈性心房細動、心房粗動に用いる。
- 1A（0.25mg）を緩徐に静注。2〜4時間ごとに追加投与可能。
- 内服もある。1回1錠（0.25mg）から2錠（0.5mg）を1日1回。

病態を見抜く！アセスメントのポイント

胃腸症状：食思不振や悪心・嘔吐はジギタリス中毒の初期症状。
高度徐脈：徐脈、心室頻拍などあらゆる不整脈が起こりうる。
錯乱：錯乱やせん妄も有名な副作用。

> ちょこっとメモ

- 薬草を起源としたジギタリス製剤のひとつ。
- 徐脈作用のほか、強心作用をもつため、血圧低下を起こしにくい。
- 多彩な副作用はジギタリス中毒とよばれ、ときに命にかかわる。
- 低カリウム血症では中毒症状が現れやすい。
- 房室ブロック、閉塞性心筋疾患は禁忌。

ジゴキシンと仲間たち「ジギタリス」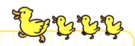

- ジゴキシン（ジゴシン®）：内服と注射がある。効果発現はやや遅め。
- メチルジゴキシン（ラニラピッド®）：内服のみ。吸収はジゴキシンの2倍。
- デスラノシド（ジギラノゲン）：注射のみ。作用発現が早い。

なるほどコラム　おくすりは魔女

ジギタリスはもともと英国の民間療法で使用されていた薬草で、むくみをとる魔女の秘薬とよばれていました。初夏の頃、ベル型の花を穂状に咲かせる姿はイングリッシュガーデンによく似合います。日本名は「きつねのてぶくろ」、花言葉は「熱愛」です。さすが強心薬、ハートも熱いですね。

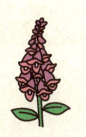

お役立ち！　半分でも十分だ

ジゴキシン錠の投与量は 0.25mg が基本ですが、高齢者ではその半分の用量であるハーフジゴキシン®（0.125mg）がよく用いられます。

愛と勇気の急速投与

08 アデノシン三リン酸

抗不整脈薬

商品名 **アデホス-L コーワ**

こんな人に使ってる

発作性上室頻拍の停止に

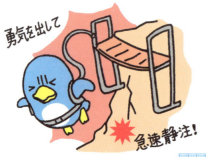

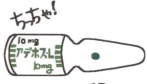

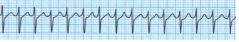

発作性上室頻拍

使いかた

- 発作性上室頻拍の停止に用いる。
- 1A（10mg）を急速静注。（緩徐では効かない）
- QRS幅の狭い頻脈の鑑別診断のためにも使用される。

病態を見抜く！アセスメントのポイント

悪心：一過性の徐脈により悪心をみることがある。
熱感：全身がかーっと熱くなる感じがあるが、これはふつう。
喘息：ときに喘息や狭心症の悪化をみる。

> **ちょこっとメモ**

- もともとは血管拡張により各臓器の血流を増やす薬剤。
- 内耳障害によるめまいや胃腸障害に適応。
- 心房細動、心房粗動を停止する力はないが、一過性の徐脈は診断の助けとなる。
- 喘息患者では禁忌。

なるほどコラム 先生、モニターがフラットです！

アデノシン三リン酸の急速静注は、かなり勇気がいる所業です。ルートを確保して側管から投与。約10秒で心拍数が少し落ちはじめ、急にモニターがフラットになります。予想した経過ですが、心拍数ゼロはこちらの心臓に悪い。数秒後にはQRS波が再出現しますが、そのときは心からホッとします。

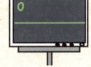

お薬のひとり言！ ふさふさになるんかなあ

類縁物質アデノシンは頭皮の血流を増やし、発毛促進にはたらきます。皮膚科学会の推奨度は男性がランクB（勧められる）、女性がランクC1（行ってもよい）、でした。

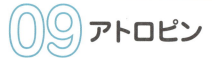

あっと驚くアトロピン

09 アトロピン

抗不整脈薬

商品名 アトロピン

こんな人に使ってる

徐脈性不整脈の第一選択

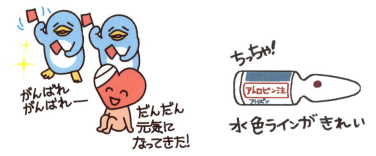

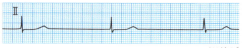

洞徐脈

使いかた

- 迷走神経性徐脈に用いる。
- 1A（0.5mg）を静注。
- その後20〜30分ごとに追加投与可能。

病態を見抜く！アセスメントのポイント

悪心：抗コリン作用による悪心・嘔吐や口渇がみられる。
尿閉：排尿障害の頻度は高い。
散瞳：周りがまぶしく見える。緑内障発作を起こすことも。

> **ちょこっとメモ**

- 副交感神経を遮断し、抗コリン作用を発揮する。
- 消化液の分泌抑制や胆管の疝痛緩和にも使用する。皮下注や筋注も可能。
- 静注後すみやかに効果が現れ、約30分持続。
- 緑内障、前立腺肥大には禁忌。

> **ソボクな疑問**　「迷走神経」って？

迷走神経は脳神経のひとつで、延髄から各臓器に分布し、内臓機能を調節します。副交感神経の代表的な神経であり、血圧低下や徐脈、消化管運動の促進をもたらします。複雑で長い走行経路をもつことから、「迷走」と名付けられています。

> **なるほどコラム**　あっとおどろく！

学生の頃、「アトロピン→あっとろぴん→あっとおどろく→頻脈に！」という語呂合わせで覚えていました。散瞳も、おどろいて目を見開くイメージです（実際には虹彩が開いていますけど）。

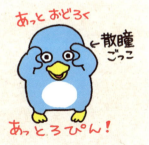

> **もっと知りたい！**　脈拍が上がらないとき

洞不全症候群など、アトロピンを静注してもなかなか心拍数が上がらない症例もよく経験します。経皮ペーシングの準備を急いで！

ドキドキさせるのが仕事

10 イソプレナリン

抗不整脈薬

商品名 プロタノール®L

こんな人に使ってる

高度徐脈の緊急治療に

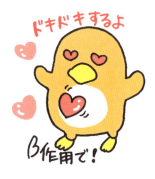

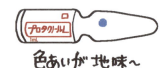

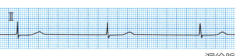

洞徐脈

使いかた

- 高度徐脈によるアダムス・ストークス症候群の発作時に用いる。
- 0.005～0.2γ（μg／kg／min）で持続投与。
- 1A（0.2mg）を200mLの補液に希釈すると、体重50kgであれば15mL／h＝0.005γとなり、初期用量に適する。
- 内服もある。高度徐脈に対し1回1錠（15mg）を1日3～4回内服。

病態を見抜く！アセスメントのポイント

心悸亢進：頻脈や発汗など、交感神経刺激症状がみられる。
不整脈：心室頻拍など重篤な不整脈をみることがある。
血清カリウム：ときに低カリウム血症をみるので注意。

> **ちょこっとメモ**

- $β_1$ 受容体に作用するカテコラミン製剤で、心拍数を増加させる。
- 心拍数を 50～60 回／min に保つように調節。
- 閉塞性肥大型心筋症、ジギタリス中毒では禁忌。
- ペースメーカ治療までの一時的な使用となる。

> **ソボクな疑問**　「交感神経系は野生の証明」って？

交感神経刺激による体内の変化は、狩りをする野生動物に例えられます。心収縮増強や頻脈で運動能力を高め、消化運動や排尿はおあずけ。瞳孔は散大し、夕暮れでも獲物が見えやすくなります。まさに夕暮れ時のライオンそのものです。

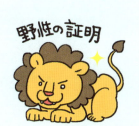

> **なるほどコラム**　徐脈治療の変化球

抗血小板薬のシロスタゾール（プレタール®）、喘息治療薬テオフィリン（テオドール®、テオロング®）はそれぞれ副次的に心拍数を上げる作用が知られており、ときに徐脈治療に用いられます。投与量はシロスタゾール 200mg／day、テオフィリン 200～400mg／day。いずれも保険適応外ではありますが。

> **お薬のひとり言！**　昔の名前が有名すぎる

イソプレナリンはかつてイソプロテレノールとよばれていました。旧名の認知度は抜群で、併記するテキストも少なくありません。

気むずかしい複雑系

特別編 ベプリジル

抗不整脈薬（Ⅳ群）

商品名 ベプリコール®

こんな人に使ってる　心機能の保たれた心房粗細動に

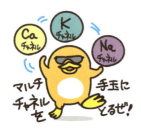

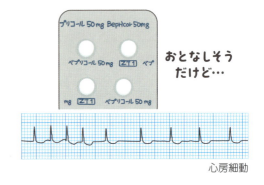

おとなしそうだけど…

心房細動

使いかた
- 1回 50mg を 1日 2回内服。
- 高齢者では 1日 1回 1錠で開始（私見）。

ちょこっとメモ
- Ⅳ群に属する Ca 遮断薬だが、Ca チャネルだけでなく Na チャネル、K チャネルも遮断するマルチプレーヤーで、むしろアミオダロンに近い。
- 他剤が使用できない場合の心房細動や心室頻拍などで用いる。
- 心房細動アブレーション後の洞調律維持にも利用。
- 過度の QT 延長から「torsades de pointes」とよばれる特殊な心室頻拍をみることがある。生命にかかわる！

もっと知りたい！　**Ⅰc flutter への対応**

心房細動にピルシカイニドなどⅠc 群を用いると、心房粗動が誘発されることがあります（Ic flutter）。その際はベプリジルが代替薬として使われます。

4章

動脈硬化へ危険な一歩

高血圧

高血圧ってなあに？

高血圧は最も頻度の高い心血管系疾患であり、動脈硬化を引き起こし、脳卒中や心筋梗塞の発症リスクとなります。これらのリスクを回避することが治療の目的です。

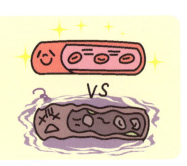

高血圧診療の実際

診察室血圧
①診察室血圧は、前腕を支え台に置きカフを心臓の高さに保ち、安静坐位で測定します。
②数回測定し、安定した値（測定値の差が5mmHg未満）を示した2回の平均値を血圧値とします。
③140／90mmHg以上を高血圧とします。

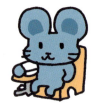

家庭血圧
①家庭血圧は、原則2回測定し平均値を用います。
②朝は起床後1時間以内、排尿後、朝食前に測定します。夕は就寝前に測定します。
③135／85mmHg以上を高血圧とします。

高血圧診療で考えること

高血圧では治療のみならず予防目的でも生活習慣の修正が大切です。初診であれば内分泌性高血圧など二次性高血圧の除外、危険因子や臓器合併症の評価を行い、降圧薬の必要性を検討します。

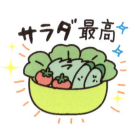

降圧薬の選択

降圧薬の第一選択としてCa拮抗薬、ACE阻害薬、ARB、少量の利尿薬が挙げられます。Ⅰ度高血圧（140〜159／90〜99mmHg）で合併症がない場合は単剤少量で、Ⅱ度高血圧（160〜179／100〜109mmHg）以上であれば通常用量の単剤あるいは少量の2剤併用を開始します。

降圧目標を達成するための降圧薬の使い方

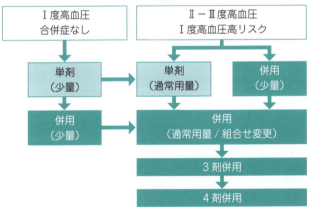

日本高血圧学会高血圧治療ガイドライン作成委員会編：「高血圧治療ガイドライン2019」ライフサイエンス出版，p77，図5-1より転載

高血圧で用いられる薬剤

〈第一選択薬〉

Ca 拮抗薬

確かな降圧、時々むくみ

おすすめ：難治性高血圧、冠攣縮性狭心症
副作用：動悸、浮腫
主な薬剤：アムロジピン、ニフェジピン
注射薬：ニカルジピン

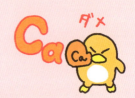

ACE 阻害薬

心保護有利も咳が出る

おすすめ：心筋梗塞の二次予防、慢性心不全
副作用：咳
主な薬剤：エナラプリル
禁忌：妊婦

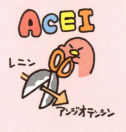

ARB

あっちこっちで臓器保護

おすすめ：脳血管障害、糖尿病、腎機能障害
副作用：高カリウム血症
主な薬剤：アジルサルタン
禁忌：妊婦

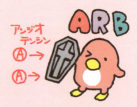

サイアザイド系利尿薬

レジェンドなのにやっぱり地味

おすすめ：食塩感受性高血圧、骨粗しょう症
副作用：低カリウム血症、高尿酸血症、耐糖能低下
主な薬剤：トリクロルメチアジド
その他：ARB との併用が有用

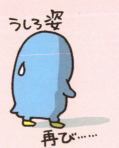

〈第二選択薬：必要時に〉

β遮断薬　心不全と虚血に活路

おすすめ：労作性狭心症、慢性心不全、頻脈
副作用：徐脈、喘息、脂質代謝異常
主な薬剤：ビソプロロール
その他：積極的適応がないと第一選択とはならない

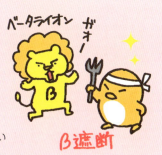

主要降圧薬の留意点

主要降圧薬の禁忌や慎重投与となる病態

	禁忌	慎重投与
Ca拮抗薬	徐脈（非ジヒドロピリジン系）	心不全
ARB	妊娠	腎動脈狭窄症[*1] 高カリウム血症
ACE阻害薬	妊娠 血管神経性浮腫 特定の膜を用いるアフェレーシス／血液透析	腎動脈狭窄症[*1] 高カリウム血症
サイアザイド系利尿薬	体液中のナトリウム、カリウムが明らかに減少している病態	痛風 妊娠 耐糖能異常
β遮断薬	喘息 高度徐脈 未治療の褐色細胞腫	耐糖能異常 閉塞性肺疾患 末梢動脈疾患

[*1] 両側性腎動脈狭窄の場合は原則禁忌

日本高血圧学会高血圧治療ガイドライン作成委員会編：「高血圧治療ガイドライン2019」ライフサイエンス出版，p77，表5-2より改変

降圧治療の超基本

01 アムロジピン

Ca 拮抗薬

商品名 ノルバスク®、アムロジン®

こんな人に使ってる

シンプルに降圧を目指したいときに

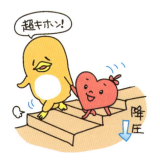

使いかた

- 1日1回2.5~5mgを投与。最大10mgまで投与可。
- 高血圧症のほか、狭心症にも適応。
- 長時間作用型で使いやすい。高齢者でも使用可。

病態を見抜く！アセスメントのポイント

頭痛：頭痛やほてりは血管拡張によるもの。
動悸：ときに動悸の訴えあり。
下肢浮腫：下肢浮腫と歯肉肥厚は有名な副作用。

ちょこっとメモ

- Ca流入を抑え、血管平滑筋を弛緩させるCa拮抗薬の代表選手。
- 構造式からジヒドロピリジン系Ca拮抗薬とよばれる。

- 心肥大や狭心症をもつ患者に適する。
- 糖・脂質・電解質代謝に悪影響がない。
- 妊娠高血圧にも使用可。

降圧目標

	診察室血圧 (mmHg)	家庭血圧 (mm Hg)
75歳未満、冠動脈疾患、脳血管障害（両側頸動脈狭窄、脳主幹動脈閉塞なし）、慢性腎臓病（蛋白尿陽性）、糖尿病、抗血栓薬内服中	<130／80	<125／75
75歳以上、脳血管障害（両側頸動脈狭窄や脳主幹動脈閉塞あり、または未評価）、慢性腎臓病（蛋白尿陰性）	<140／90	<135／85

（文献1を参考に作成）

文献
1）日本高血圧学会高血圧治療ガイドライン作成委員会編．高血圧治療ガイドライン2019．東京，ライフサイエンス出版，2019，53．

アムロジピンと仲間たち「ジヒドロピリジン系 Ca 拮抗薬」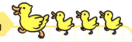

- アムロジピン（ノルバスク®、アムロジン®）：副作用が少なく使いやすい。
- ニフェジピン（アダラート®）：降圧作用が強力。
- アゼルニジピン（カルブロック®）：降圧作用は中等度。頻脈を起こしにくい。
- ベニジピン（コニール®）：冠攣縮性狭心症にも有用。
- シルニジピン（アテレック®）：降圧作用はマイルド。抗蛋白尿作用あり。

お役立ち！ グレープフルーツジュースで降圧増強

Ca 拮抗薬はグレープフルーツジュースと併用すると降圧作用が増強するため、注意が必要です。

降圧界のまさにラスボス！

02 ニフェジピン　　　Ca拮抗薬

商品名 アダラート®

こんな人に使ってる 難治性高血圧や冠攣縮性狭心症に

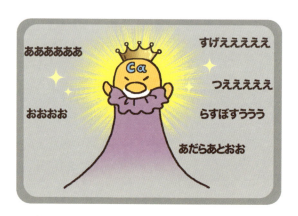
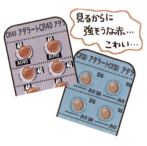

使いかた

- 高血圧症や狭心症に適応あり。
- 徐放錠（CR）は1日1回10～20mgで開始し、20～40mgで維持。
- 効果不十分であればCR1回40mgを1日2回まで増量可。

病態を見抜く！アセスメントのポイント

頭痛：血管拡張による頭痛やほてりをみる。
動悸：ときに動悸の訴えあり。
下肢浮腫：下肢浮腫と歯肉肥厚はCa拮抗薬共通の副作用。

ちょこっとメモ

- アムロジピンと同じくジヒドロピリジン系に属するCa拮抗薬。
- ニフェジピンCR40mgの1日2回投与は降圧治療として最強。
- 冠血管拡張作用も強く、冠攣縮性狭心症にも有用。
- 妊娠高血圧にも使用可。

主要降圧薬の積極的適応

	Ca拮抗薬	ARB・ACEI	サイアザイド系利尿薬	β遮断薬
左室肥大	●	●		
LVEFの低下した心不全		●	●	●
頻脈	●（非ジヒドロピリジン系)			●
狭心症	●			●
心筋梗塞後		●		●
蛋白尿を有する慢性腎臓病		●		

日本高血圧学会高血圧治療ガイドライン作成委員会編：「高血圧治療ガイドライン2019」ライフサイエンス出版, p77, 表5-1より改変

なるほどコラム　舌下はダメダメ！

かつて緊急降圧のためニフェジピンカプセルの内容液を舌下していましたが、過度の血圧低下をきたすため現在は禁止されています。

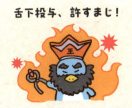

もっと知りたい！　高血圧治療のキホン

ともあれ、高血圧治療の基本は非薬物療法。減塩（6g未満）、減量、運動、節酒および禁煙を指導します。

03 ニカルジピン

緊急降圧の第一選択

Ca拮抗薬

商品名 ペルジピン®

こんな人に使ってる：手術時の異常高血圧や高血圧緊急症に

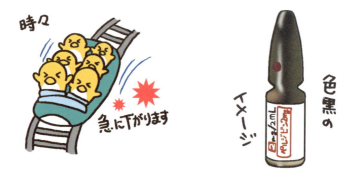

使いかた

- 適応は①手術時の異常高血圧、②高血圧性緊急症、③急性心不全である。
- 異常高血圧では原液を 0.5mL ずつ静注する。
- 持続点滴の場合、ニカルジピン 10mg ＋生理食塩水 10mL ＝ 20mL として 3mL／h で開始。体重 50kg で 0.5γ（μg／kg／min）となる。
- 高血圧緊急症では 0.5〜6γ、急性心不全では 0.5〜2γ で用いる。

病態を見抜く！アセスメントのポイント

脳出血：脳出血を助長する恐れあり。
脈拍：頻脈をみることが多い。
低酸素：薬剤性肺水腫をきたすことがあり注意。

> **ちょこっとメモ**

- アムロジピン、ニフェジピンと同じくジヒドロピリジン系に属する Ca 拮抗薬。
- 効果発現まで約 5 分、持続は 15〜30 分程度。
- 脳卒中急性期では重症化の危険があり、投与は特に慎重に。
- 高度大動脈弁狭窄、高度僧帽弁狭窄では投与禁忌。
- 内服薬もある。短時間作用型で高血圧治療には正直不向き。

> **ソボクな疑問**　「高血圧性緊急症」って？

高血圧性緊急症とは、高度な血圧上昇（多くは 180／120mmHg 以上）により、脳、心、腎、大血管などに急性の障害が生じ、進行する病態です。入院のうえ、経静脈的に降圧を図ります。

> **なるほどコラム**　絶対降圧主義！

急性大動脈解離はもっとも迅速に降圧が求められる病態です。Ca 拮抗薬や β 遮断薬を経静脈的に用い、収縮期血圧を 100〜120mmHg に維持します。

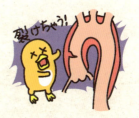

> **もっと知りたい！**　高血圧切迫症とは

高血圧切迫症とは、高度の高血圧（通常 180／120mmHg 以上）があっても急性の臓器障害の進行がない場合を指し、必要時には内服薬で降圧します。

心臓保護ならおまかせ
04 エナラプリル

ACE阻害薬

商品名 **レニベース®**

こんな人に使ってる

緩徐な降圧と心保護を期待して

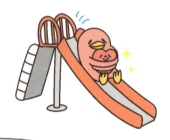
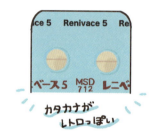

カタカナがレトロっぽい

使いかた

- 本態性高血圧症、腎性高血圧症、腎血管性高血圧症、悪性高血圧のほか、慢性心不全にも適応あり。
- 1日1回5〜10mgを内服。

病態を見抜く！アセスメントのポイント

咳：ブラジキニンの増加による空咳が有名。中止によりすみやかに改善。
呼吸困難：まれに血管神経性浮腫による呼吸困難をきたす。
高カリウム：定期的な採血がのぞましい。

ちょこっとメモ

- 強力な昇圧系であるレニン-アンジオテンシン系の中でアンジオテンシン変換酵素（ACE）を阻害し、降圧効果を発揮する。

- 降圧作用のあるブラジキニンの分解を抑えることも血圧低下にはたらく。
- 腎障害時や心不全では 2.5mg から開始。
- 血清クレアチニン 3mg／dL 以上では減量投与。
- 妊婦では禁忌。

エナラプリルと仲間たち「ACE 阻害薬」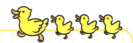

- カプトプリル（カプトリル®）：腎血管性高血圧の負荷試験に用いる。
- エナラプリル（レニベース®）：慢性心不全に適応あり。
- イミダプリル（タナトリル®）：1 型糖尿病に伴う糖尿病性腎症に適応あり。

なるほどコラム　その咳を私に

ACE 阻害薬では空咳の副作用が有名ですが、これが高齢者の誤嚥性肺炎予防に役立つとの報告があります。まさに逆転の発想ですね。

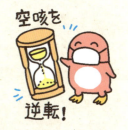

お役立ち！　虚血性心疾患に

ACE 阻害薬は蛋白尿、心不全、心筋梗塞後の合併例などで第一選択となります。冠動脈イベントの減少や心保護作用があり、虚血性心疾患に好まれます。

咳を出さずに臓器保護

05 アジルサルタン

商品名 **アジルバ®**

> こんな人に使ってる

臓器保護も期待した降圧治療に

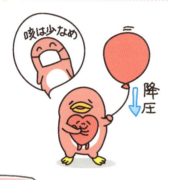

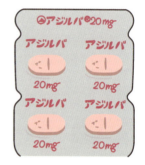

> 使いかた

- 高血圧症に適応。
- 1日1回20mgを内服。最大1日40mg。
- 妊婦には禁忌。

> 病態を見抜く！アセスメントのポイント

めまい：降圧効果が強くめまいや意識消失をみることがある。
急性腎障害：むくみや倦怠感に注意。
高カリウム：定期的な採血が必要。

> **ちょこっとメモ**

- アンジオテンシンⅡが作用するAT_1受容体に結合し、その生理作用（血管収縮、体液貯留、交感神経亢進）を抑制し、降圧にはたらく。
- アンジオテンシンⅡ受容体拮抗薬（ARB）とよばれる。
- 薬理的にはACE阻害薬に似るが、空咳や発疹、血管神性経浮腫などが少ない。
- 抗動脈硬化作用、尿蛋白減少、腎保護作用あり。
- ARBのなかでは最も強力。
- 術前24時間は休薬を推奨。

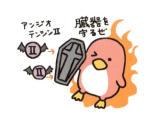

アジルサルタンと仲間たち「ARB」

- アジルサルタン（アジルバ®）：ARBのなかで最も強力。
- オルメサルタン（オルメテック®）：2番目に強力。高齢者にも使いやすい。
- テルミサルタン（ミカルディス®）：胆汁排泄型で長時間作用する。
- イルベサルタン（イルベタン®、アバプロ®）：腎保護の報告が多い。
- ロサルタン（ニューロタン®）：効果は弱め。蛋白尿を伴う2型糖尿病性腎症に適応。

> **お薬のひとり言！** 使いやすい
>
> ARBはACE阻害薬と同じく蛋白尿、心不全、心筋梗塞後などで第一選択です。咳の出現も少なく使いやすい薬剤です。

<u>リラックスが世界を救う</u>

06 ビソプロロール

β遮断薬

商品名 **メインテート**®

こんな人に使ってる 頻脈傾向の若年高血圧や慢性心不全に

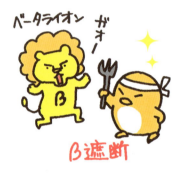
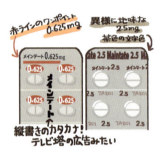

使いかた

- ①高血圧症、狭心症、心室期外収縮、②慢性心不全、③頻脈性心房細動に適応。
- 高血圧症では1日1回5mgを使用。
- 慢性心不全では1日1回0.625〜1.25mgを使用。
- 重度の末梢循環障害では禁忌。

病態を見抜く！アセスメントのポイント

徐脈：ときに高度徐脈をきたす。
めまい：頭痛やめまいの報告あり。
悪夢：眠気や悪夢などを訴えることがある。

> **ちょこっとメモ**

- 長時間作用型のβ遮断薬で、心拍出量の低下、レニン産生の抑制、交感神経抑制により降圧をもたらす。
- 交感神経が亢進している若年者、虚血性心疾患、頻脈合併の高血圧に適する。
- 少量投与は慢性心不全の予後を改善する。
- 高度徐脈や房室ブロック、妊婦では禁忌。

ソボクな疑問　「β₁受容体とβ₂受容体」って？

交感神経受容体にはいくつかのサブタイプがあります。β₁受容体は主に心臓に分布し、心拍数増加や心収縮増強をもたらします。ビソプロロールは、β₁受容体を選択的に阻害し降圧と徐脈作用を発揮します。ちなみにもうひとつのβ受容体であるβ₂受容体は気管支や血管に分布し、気管支拡張、血管拡張にはたらきます。

なるほどコラム　低血糖とβ遮断薬

低血糖症状は手の震えや発汗など交感神経の緊張によるものですが、β遮断薬はそれらの症状を隠してしまい、発見が遅れることがあります。糖尿病患者で用いるときは要注意。

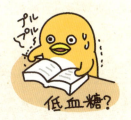

お薬のひとり言！　テープもあるよ

ビソプロロールには同じ成分のテープ剤、ビソノ®テープがあります。経口投与できない患者でも使用できるため重宝します。

心臓を守る芸術家

07 カルベジロール

αβ遮断薬

商品名 アーチスト®

こんな人に使ってる 徐脈傾向で糖尿病をもつ慢性心不全に

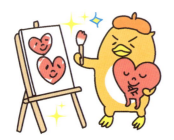
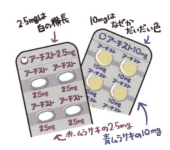

使いかた

- ①高血圧症、②狭心症、③慢性心不全、④頻脈性心房細動に適応。
- 高血圧症では1日1回10〜20mgを使用。
- 慢性心不全では1日2回、1回1.25mgから開始し増減。

病態を見抜く！アセスメントのポイント

徐脈：ときに高度徐脈や完全房室ブロックを起こす。
めまい：めまいや血圧低下に注意。
低血糖：低血糖をみることがある。

ちょこっとメモ

- β遮断：α遮断＝8：1のαβ遮断薬。抗酸化作用も併せもつ。
- 糖代謝、脂質代謝に悪影響を与えない。

- 降圧作用、徐拍化作用はいずれも緩徐。
- $β_1$遮断：$β_2$遮断＝７：１であり、$β_2$遮断は気管支収縮をもたらす。
- 気管支喘息、気管支攣縮のある患者、高度徐脈、妊婦では禁忌。

あいつがライバル「ビソプロロールとカルベジロール」

ビソプロロールとカルベジロールはいずれも慢性心不全の初期から用いられます。ビソプロロールは比較的頻脈で血圧高めの場合、カルベジロールは頻脈がなく血圧が低め、糖尿病や脂質異常をもつ場合によく選択されます。

なるほどコラム　よかったね、早めのACE阻害薬

慢性心不全では症状のない頃からの投薬が勧められています。最も早いのはACE阻害薬とARBで、β遮断薬は2番手となります。

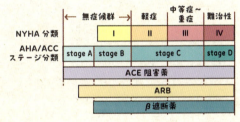

（文献3を参考に作成）

参考文献
3) 日本循環器学会/日本心不全学会. 慢性心不全治療ガイドライン（2010年改訂版）.

お役立ち！　腎障害でも安全に

ビソプロロールは腎排泄、カルベジロールは肝代謝。腎障害のある患者ではカルベジロールが適しています。

08 ドキサゾシン

<u>クラクラするのはあなたのせいよ</u>

α遮断薬

商品名 **カルデナリン**®

こんな人に使ってる：早朝高血圧や前立腺肥大の合併例に

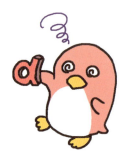
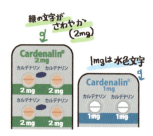

使いかた

- ①高血圧症、②褐色細胞腫による高血圧症が適応。
- 1日1回 0.5mg から開始。最大 8mg、褐色細胞腫では最大 16mg。
- 早朝高血圧に対し眠前投与を行うこともある。

病態を見抜く！アセスメントのポイント

たちくらみ：たちくらみやめまいは頻度の高い副作用。
起立性低血圧：高齢者では特に注意。
脱力感：長期的には眠気や脱力感をみることがある。

ちょこっとメモ

- 長時間作用型のα遮断薬。$α_1$受容体に選択性がある。
- 血管平滑筋に分布する$α_1$受容体を遮断し、血管拡張をきたす。
- 糖代謝に影響せず、また脂質代謝は改善する。
- 初回投与現象(投与数時間後に起こる、起立性低血圧によるめまいや失神、動悸)があるため少量から開始。

ソボクな疑問　前立腺って、そもそもなに？

前立腺は男性だけにある臓器で膀胱のすぐ下に位置し、生殖機能に深くかかわります。前立腺肥大は50歳以上で好発し、排尿障害や夜間頻尿をみることになります。$α_1$遮断薬は前立腺や尿道にある$α_1$受容体を遮断し、症状を緩和します。

なるほどコラム　ドキサゾシンの現在地

ドキサゾシンは高血圧治療の第一選択薬からは外れましたが、3種類の降圧薬を用いても血圧が下がらないときや、早朝高血圧の改善など、ユニークな特性を生かしてがんばっています。

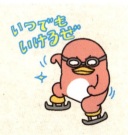

もっと知りたい！　生活習慣を整えて

早朝高血圧は喫煙、飲酒、寒冷が引き金となるため、適切な生活指導が必要となります。

カリウム保持して臓器を守る

特別編 エサキセレノン

MR拮抗薬

商品名 ミネブロ®

こんな人に使ってる 難治性高血圧や食塩感受性高血圧に

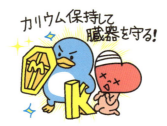
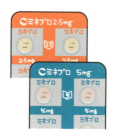

使いかた
- 1日1回2.5〜5mgを内服。

ちょこっとメモ
- スピロノラクトン（アルダクトン®A）やエプレレノン（セララ®）と同じく、ミネラルコルチコイド受容体（MR）拮抗薬に分類される。
- カリウムを保持し、ナトリウムを排泄させる利尿作用をもつ。
- 治療抵抗性高血圧に有効。
- 臓器保護作用があり、心不全にも有用。
- スピロノラクトンにくらべ、女性化乳房などの副作用は少ない。

お役立ち！ カリウム値のチェックを

投与開始時に血清K ≧ 5.0mEq／Lであれば投与禁忌です。投与中もK ≧ 5.5mEq／Lとなれば減量もしくは中止、K ≧ 6.0mEq／Lではただちに中止します。

5章

行き過ぎた修復システム

血栓塞栓症

血栓塞栓症ってなあに？

人体には出血した際に、すみやかにそれを止めるしくみが備わっています。血管内でこのしくみが作動し、血栓が形成されて血流障害を起こすものを、血栓塞栓症とよびます。

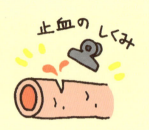

血栓塞栓症の臨床

静脈血栓塞栓症には、下肢や上腕に血栓が生じる深部静脈血栓症と、血栓が肺へと流れる肺血栓塞栓症があります。また、凝固系が強く関与する病態として、心房細動に伴う心原性脳塞栓があります。

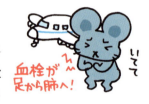

血栓形成のしくみ

血管が損傷されると血小板が凝集・粘着し、血小板血栓を形成します。これを一次止血といいます。その後血小板血栓の周囲で血液凝固系が活性化し、血小板血栓を覆うようにフィブリンが析出して血栓をより強固なものにします。これを二次止血といいます。

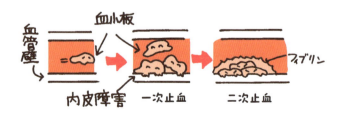

凝固カスケード

　二次止血の過程には 12 種類の凝固因子が関与しています。内因系と外因系の 2 つの経路を介して第 X 因子が活性化され、第 X a 因子となってプロトロンビンをトロンビンへと変化させます。これがフィブリノーゲンを網状のフィブリンに変え、血栓を安定化することで凝固が完成します。この一連の流れを凝固カスケードとよびます。

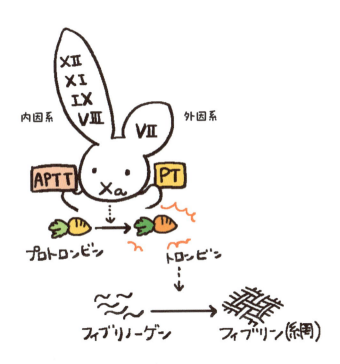

イラストで見る凝固のしくみ

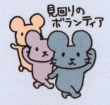
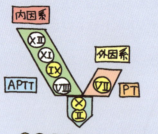
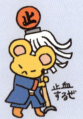

内因系

血管内皮に傷害があると複数の凝固因子が活性化し、血管を修復します。これは血漿内成分だけで進むので内因系とよばれます。見回りのボランティアのようなしくみです。

共通系

第X因子以下は共通の経路をとります。第Ⅱ因子はプロトロンビンともよばれ、トロンビンの前駆物質です。

外因系

出血が起こると、組織因子とよばれる血漿にはない成分が引き金となり凝固が活性化します。これが外因系で、止血反応の主役です。

なるほどコラム　試験管内の再現ドラマ

血液凝固機能を調べる検査として、PT（プロトロンビン時間）とAPTT（活性化部分トロンボプラスチン時間）があります。採血した血液に試薬を加え、凝固するまでの時間を測定したもので、正常値はPTが10〜13秒、APTTが25〜40秒です。外因系を評価するPTのほうがすばやく凝固することがわかります。

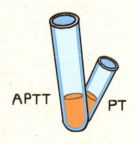

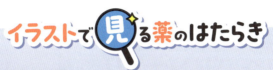

代表的な抗血栓薬：ヘパリンとワルファリン

ヘパリン

ヘパリンは内因系凝固を阻止する薬剤で、ATⅢと協力して凝固を阻止します。
凝固能はAPTTで評価します。

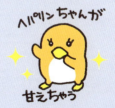

ワルファリン

ワルファリンは主に外因系凝固を阻止する薬剤で、別名ビタミンK拮抗薬ともよばれます。凝固能はPTで評価します。
ワルファリンは肝臓におけるビタミンK依存性凝固因子の生合成を抑制します。効果発現まで数日かかるのはこのためです。

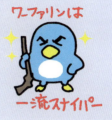

もっと知りたい！ 固めた後は溶かします

血液が凝固し、血管が修復されると血栓は不要となります。二次血栓であるフィブリン網はプラスミンというタンパク質によって分解され、血栓は消失します。この過程はフィブリンの線維素を溶解するという意味で線溶系とよばれます。

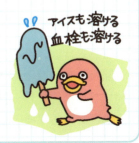

01 ヘパリンナトリウム

降り注ぐ抗凝固のシャワー

ヘパリン

商品名 ヘパリンNa

こんな人に使ってる 心筋梗塞や肺塞栓など、多彩な血栓塞栓症に

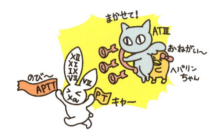
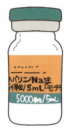

なぜに漢数字？

使いかた

- ヘパリンNa（5,000単位／5mL）は血栓塞栓症の治療や予防に広く用いられる。
- 血栓塞栓症では1日12,000〜20,000単位を持続投与する。3,000単位を先行静注することもある。
- 初回投与6時間後に採血し、APTT（活性化部分トロンボプラスチン時間）が正常の1.5〜2.5倍になるように調節する。
- 流量変更後も同様に6時間後にAPTTを測定する。

病態を見抜く！アセスメントのポイント

出血：頻脈や黒色便など、出血のサインを見逃さない。
掻痒感：ときに掻痒感や発熱をみる。
血小板減少：ヘパリン起因性血小板減少症（HIT）の出現はときに命にかかわる。

> **ちょこっとメモ**

- ヘパリンNaはアンチトロンビンⅢを活性化して抗凝固作用を発揮する。
- 効果は瞬時に現れ、約2時間持続する。
- 半減期は約1時間。持続点滴では点滴中止後約4時間で効果は消失。
- 過量投与の場合はプロタミンで中和する。

> **ソボクな疑問** ヘパリンって皮下注射できるの？

皮下注射が可能なのはヘパリンカルシウム（Ca）というヘパリンNaとは別の製剤です。1回5,000〜10,000単位を1日2回皮下注射します。皮下注射製剤は濃度が1万単位／0.4mLとかなり高く、注意が必要です。

> **なるほどコラム** HITが来る！

ヘパリンの重大な副作用にヘパリン起因性血小板減少症（HIT）があります。ヘパリン投与10日前後で著明な血小板減少をみるもので、ときに重篤な血栓症を引き起こします。治療には抗血栓薬アルガトロバン（ノバスタン®）を用います。

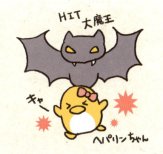

> **もっと知りたい！** 凝固の指標ACT

手術や集中治療でヘパリンを用いる際、測定が簡便なACT（活性化凝固時間）を用いることがあります。管理目標値は正常の2倍、180〜220秒程度です。

凝固を阻止するスナイパー

02 ワルファリン

ビタミンK拮抗薬

商品名 ワーファリン

こんな人に使ってる

血栓塞栓症治療の基本薬

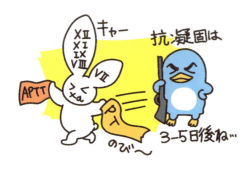
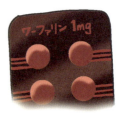

使いかた

- 静脈血栓症や心筋梗塞、肺塞栓症、脳塞栓症、緩徐に進行する脳血栓症など、血栓塞栓症の治療や予防に広く用いられる。
- 1日1回1〜5mgを内服。
- 効果を発揮するまで3〜5日を有する。
- 心房細動ではプロトロンビン時間のINR値（PT-INR）が1.6〜2.6になるよう調節する（若年高リスクでは2.0〜3.0）。

病態を見抜く！アセスメントのポイント

出血：頻脈や黒色便など、出血のサインを見逃さない。
掻痒感：ときにかゆみや悪心・嘔吐の訴えあり。
食事指導：ビタミンKを多く含む納豆・クロレラ・青汁の摂取は控える。

> **ちょこっとメモ**

- ワルファリンはビタミンKと拮抗し、肝臓におけるビタミンK依存性凝固因子（Ⅱ、Ⅶ、Ⅸ、Ⅹ）の合成を阻害して抗凝固作用を発揮する。
- 効果は3～5日間持続する。
- 術前では5日前の休薬が必要。
- 出血に対してはビタミンKを5～20mg静注するが、効果は半日～1日かかる。
- 血糖降下薬や消炎鎮痛薬など、相互作用を示す薬剤が多数ある。

ソボクな疑問　「出血時の緊急対応」って？

重篤な出血や緊急手術時など、急いでワルファリンの効果を打ち消したいときは、静注用人プロトロンビン複合体製剤（ケイセントラ®）や新鮮凍結血漿の投与を考慮します。

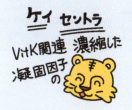

なるほどコラム　君じゃなきゃだめなの

心房細動の抗凝固療法ではすっかりDOAC（直接経口抗凝固薬）に主役を奪われたワルファリン。そんななか、①僧帽弁狭窄症、②機械弁置換術後（生体弁は含めない）、③腎機能低下をみる心房細動では今でもワルファリンが選択されます。まだまだいける！

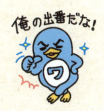

お薬のひとり言！　「にくなっとう」と覚えてね

ちなみにビタミンK依存性凝固因子の覚え方は、「に（Ⅱ）・く（Ⅸ）・な（Ⅶ）・っとう（Ⅹ）」が有名。「納豆」がきちんと入っているのが秀逸。

しっかりゆっくり血栓予防
03 ダビガトラン

 DOAC

商品名 プラザキサ®

こんな人に使ってる
非弁膜症性心房細動の血栓予防に

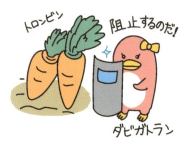

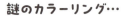
謎のカラーリング…

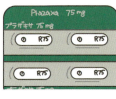
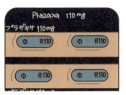

使いかた

- 非弁膜症性心房細動における虚血性脳卒中や全身性塞栓症の発症抑制が適応。
- 通常は1回150mgを1日2回内服。
- 中等度腎障害（CCr＝30〜50mL／min）や70歳以上、消化管出血の既往があれば1回110mgを1日2回内服。
- 胃腸障害の副作用が比較的多く、コップ1杯の水で服用するよう指導。

病態を見抜く！アセスメントのポイント

出血：頻脈や黒色便など、出血のサインを見逃さない。
胃腸症状：消化不良や胃食道炎をみることがある。
息切れ：まれに間質性肺炎の発症あり。

> **ちょこっとメモ**

- 直接経口抗凝固薬、DOAC（direct oral anti-coagulant）のひとつ。
- 血液凝固因子であるトロンビンのはたらきを阻害して抗凝固作用を発揮する。
- 他のDOACとは作用点が異なり、効果もしっかりしている印象（私見）。
- 半減期が10〜17時間とDOACのなかでは長い。
- 術前休薬期間は1〜4日と幅がある。腎機能や出血リスクを用いた規定あり。
- 飲み込みにくく、食道潰瘍のリスクあり。

> **ソボクな疑問** CHADS₂ってなんなん？

CHADS₂は心房細動における脳卒中発症リスクの評価指標です。心不全、高血圧、年齢（75歳以上）、糖尿病、脳卒中（TIA含む）の5項目をカウントするもので、それぞれ1点、脳卒中は2点を加点します。このスコアを2倍したものがおおよその脳卒中年間発症率となります。

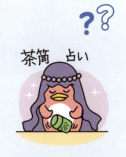

> **ここがポイント** ダビガトラン（プラザキサ®）

- 30 ≦ CCr ≦ 50 または高齢(70歳以上)で減量。
- CCr < 30mL/min は禁忌となり、他のDOACより厳格。
- 基本的に採血は不要。ただし、ときにAPTTの異常延長をみるので注意。

> **もっと知りたい！** 緊急中和が必要ならば

重篤な出血など緊急中和が必要な際にはイダルシズマブ（プリズバインド®）を使用します。かなり高額な薬剤です。

動脈血栓に踏み込むチャレンジャー

04 リバーロキサバン

DOAC

商品名 イグザレルト®

こんな人に使ってる 心房細動の血栓予防、VTE の治療や予防に

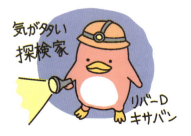
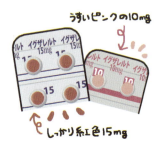

使いかた

- ①非弁膜症性心房細動における脳卒中や全身性塞栓症の予防、②深部静脈血栓症および肺血栓塞栓症（VTE）の治療や予防、③下肢血行再建術後の末梢動脈疾患における血栓予防に用いる。
- 心房細動では通常 1 日 1 回 15mg を内服。
- 中等度腎障害（CCr ＝ 15〜49mL ／ min）では 1 日 1 回 10mg に減量。
- VTE では初期 3 週間を 1 回 15mg1 日 2 回、その後は 1 回 15mg を 1 日 1 回投与。
- 末梢動脈疾患では 1 回 2.5mg を 1 日 2 回投与。

病態を見抜く！アセスメントのポイント

出血：頻脈や黒色便など、出血のサインを見逃さない。
肝障害：ときに黄疸や肝障害をみる。
息切れ：まれに間質性肺炎の報告あり。

> ちょこっとメモ

- 直接経口抗凝固薬、DOAC（direct oral anti-coagulant）のひとつ。
- 血液凝固因子である第Ⅹa因子を直接阻害し、抗凝固作用を発揮。
- 半減期は5～12時間。術前休薬は1日となる。
- 抗凝固作用が強く、VTE（静脈血栓塞栓症）治療に向いている印象（私見）。
- 下肢末梢動脈疾患への適応は本剤のみ。

> お役立ち！ **3剤はさすがに多いでしょ**

虚血性心疾患を合併した心房細動では、冠動脈ステント留置後2週間は抗血小板薬2剤とDOACのいわゆる3剤併用療法が必要です。その後は減薬し、12カ月後からはDOAC単独投与が推奨されます。ガイドラインではリバーロキサバンのエビデンスが反映されています。

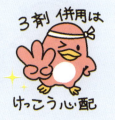

> ここがポイント **リバーロキサバン（イグザレルト®）**

- 心房細動では $15 \leq CCr \leq 49$ で減量。
- VTEでの減量基準はない。出血に注意。
- 心房細動では $CCr < 15$ で、VTEでは $CCr < 30$ で投与禁忌。
- ときにPT延長をみる。ワルファリンに準じて減量を考慮（私見）。

> もっと知りたい！ **緊急中和が必要ならば、その2**

重篤な出血など緊急中和が必要な際、アンデキサネットアルファ（オンデキサ®）が使用できますが、こちらもかなり高額。

高齢者にやさしいちゃっかり屋

05 アピキサバン　　DOAC

商品名 エリキュース®

こんな人に使ってる　心房細動の血栓予防、VTEの治療・予防に

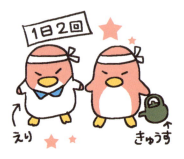

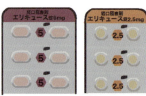

←ピンクの細長 5mg
オレンジの丸型 2.5mg

使いかた

- ①非弁膜症性心房細動における脳卒中や全身性塞栓症の予防、②深部静脈血栓症および肺血栓塞栓症（VTE）の治療や予防に用いる。
- 心房細動では通常1回5mgを1日2回内服。
- 高齢（80歳以上）、体重60kg以下、血清Cr1.5mg／dL以上のうち2つ以上該当すれば2.5mg1日2回に減量。
- VTEでは初期1週間を1回10mg1日2回、その後1回5mgを1日2回投与。

病態を見抜く！アセスメントのポイント

出血：頻脈や黒色便など、出血のサインを見逃さない。
肝障害：ときに黄疸や肝障害をみる。
息切れ：まれに間質性肺炎の報告あり。

> ちょこっとメモ

- 直接経口抗凝固薬；DOAC（direct oral anti-coagulant）のひとつ。
- 血液凝固因子である第Ⅹa因子を直接阻害し、抗凝固作用を発揮。
- 腎排泄率が他のDOACより少なく、腎機能低下時も比較的安全。
- 半減期は6〜8時間。術前休薬は1日となる。
- 1日2回の内服は煩雑だが、消失が早いのは出血時の安心材料（私見）。

> ここが推し！ やさしさに包まれたい

アピキサバンは3番目に登場したDOACで、減量基準も工夫され、高齢者や腎機能低下例でも使いやすい薬剤です。お兄ちゃんをお手本にアピールするちゃっかり三男坊って感じ？

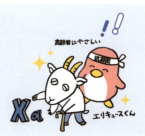

> ここがポイント　アピキサバン（エリキュース®）

- 高齢（80歳以上）、体重60kg以下、血清Cr1.5mg／dL以上のうち2つ以上該当すれば減量。
- 心房細動ではCCr < 15、VTEではCCr < 30で禁忌。
- 緊急中和にはアンデキサネットアルファ（オンデキサ®）を使用。

> もっと知りたい！ 凝固系検査が変動しないので

アピキサバンはPT、APTTをほとんど変化させません。出血徴候の把握は理学所見にかかっています。便潜血やヘモグロビン値の変化にも注意します。

下肢から来た転校生
06 エドキサバン

DOAC

商品名 リクシアナ®

こんな人に使ってる

心房細動の血栓予防や VTE の治療、整形外科術後の VTE 予防に

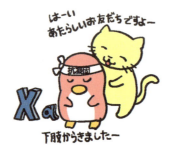
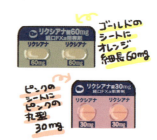

使いかた

- ①非弁膜症性心房細動における脳卒中や全身性塞栓症の予防、②深部静脈血栓症および肺血栓塞栓症（VTE）の治療や予防、③整形外科術後の VTE 予防に用いる。
- 心房細動および VTE で体重 60kg 以下あるいは中等度腎障害（CCr ＝ 15～50mL／min）では 1 日 1 回 30mg を投与。
- 体重 60kg 超えでは 1 日 1 回 60mg を投与。
- 80 歳以上で出血リスクのある心房細動では 15mg1 日 1 回に減量可能。

病態を見抜く！アセスメントのポイント

出血：頻脈や黒色便など、出血のサインを見逃さない。
肝障害：ときに黄疸や肝障害をみる。
息切れ：まれに間質性肺炎の報告あり。

> **ちょこっとメモ**

- 直接経口抗凝固薬；DOAC（direct oral anti-coagulant）のひとつ。
- 血液凝固因子である第Ⅹa因子を直接阻害し、抗凝固作用を発揮。
- もともと下肢整形外科術後のVTE予防を適応として発売された。
- 半減期は約6時間。術前休薬は1日。
- 抗凝固作用はやや弱い印象だが、超高齢者設定もあり使いやすい（私見）。

お薬のひとり言！　おいらは江戸っ子

日本発のDOAC、エドキサバン。心房細動への適応は3年遅れての取得です。名前の由来は開発センターが江戸川区にあったからだとか。ベタすぎてほほえましいですね。

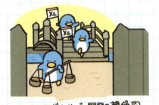

エドキサバン開発の想像図

ここがポイント　エドキサバン（リクシアナ®）

- 体重60kg以下あるいは15 ≦ CCr ≦ 50で減量。
- 心房細動、VTEではCCr < 15、整形外科術後ではCCr < 30で禁忌。
- 80歳以上で15 ≦ CCr < 30、または体重45kg以下でごく少量投与へ。
- 緊急中和にはアンデキサネットアルファ（オンデキサ®）を使用。

お役立ち！　併用薬を見逃さない

エドキサバンはベラパミル、ジルチアゼム、アミオダロンと相互作用があり、1回30mgへの減量となります。心房細動でわりと併用されるので注意。

5章　血栓塞栓症

ヘパリンちゃんの暴走を阻止

特別編 プロタミン

ヘパリン拮抗薬

商品名 プロタミン

こんな人に使ってる

ヘパリンを中和したいときに

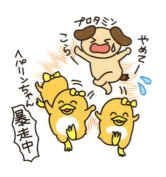
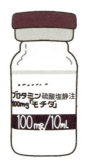

投与量は1回5mLまで！

使いかた
- 生理食塩水などで必要量（50mg以下）を希釈し10分以上かけて静注。
- 1回につき50mgを超えないこと。

ちょこっとメモ
- ヘパリン過量投与時や体外循環時のヘパリン中和の際に使用。
- ヘパリン1,000単位に対し、10〜15mgが必要量。
- プロタミン自体に抗凝固作用があり、過量投与は出血リスクが増加する。

お役立ち！ プロタミンを欲張らない

ヘパリンの半減期は1時間。プロタミン投与量は最終投与時間をもとに計算しますが、着々と失活するので少量投与が安全です。

INDEX

英数・欧文

ACE 阻害薬	100
ARB	100
Ca 拮抗薬	100
β遮断薬	101

あ行

アーチスト®	116
アイトロール®	55
アジルサルタン	112
アジルバ®	112
アスピリン	58
アスペノン®	81
アゼルニジピン	105
アゾセミド	23
アダラート	105, 106
アデノシン三リン酸	92
アデホス L コーワ	92
アテレック®	105
アトルバスタチン	67
アドレナリン	20
アトロピン	94
アバプロ®	113
アピキサバン	134
アプリンジン	81
アミオダロン	86
アミサリン®	79
アムロジピン	104
アムロジン®	104
アルダクトン® A	26
アンカロン®	86
イグザレルト®	132
イコサペント酸エチル	72
イソプレナリン	96
一硝酸イソソルビド	55

イノバン®	14
イバブラジン	44
イプラグリフロジン	37
イミダプリル	111
イルベサルタン	113
イルベタン®	113
インクリシラン	69
エサキセレノン	27, 120
エゼチミブ	70
エドキサバン	136
エナラプリル	110
エパデール	72
エフィエント®	62
エプレレノン	27
エボロクマブ	68
エリキュース®	134
エンパグリフロジン	36
エンレスト®	32
オノアクト®	84
オルメサルタン	113
オルメテック®	113

か行

カデチア®	25
カナグリフロジン	37
カナグル®	37
カプトプリル	111
カプトリル®	111
カルデナリン®	118
カルブロック®	105
カルベジロール	116
カルペリチド	28
冠拡張薬	49
キシロカイン®	81
キニジン	79
強心薬	11

139

虚血性心疾患 · · · · · · · · · · · 48
クレストール® · · · · · · · · · · 66
クロピドグレル · · · · · · · · · 60
血管拡張薬 · · · · · · · · · · · · 11
血栓塞栓症 · · · · · · · · · · · · 122
ケレンディア® · · · · · · · · · · 27
抗凝固薬 · · · · · · · · · · · · · · 49
高血圧 · · · · · · · · · · · · · · · 100
抗血小板薬 · · · · · · · · · · · · 49
コニール® · · · · · · · · · · · · · 105
コララン® · · · · · · · · · · · · · 44

さ行

サイアザイド系利尿薬 · · · 25, 102
サクビトリルバルサルタン · · · 32
サムスカ® · · · · · · · · · · · · · 30
サンリズム® · · · · · · · · · · · · 82
ジギラノゲン · · · · · · · · · · · 91
シグマート® · · · · · · · · · · · · 56
ジゴキシン · · · · · · · · · · · · · 90
ジゴシン® · · · · · · · · · · · · · 90
ジソピラミド · · · · · · · · · · · 78
シベノール® · · · · · · · · · · · · 79
シベンゾリン · · · · · · · · · · · 79
ジャディアンス® · · · · · · · · · 36
昇圧薬 · · · · · · · · · · · · · · · · 11
硝酸イソソルビド · · · · · · · · 54
硝酸イソソルビド徐放 · · · · · 55
硝酸イソソルビドテープ · · · · 55
ジルチアゼム · · · · · · · · · · · 89
シルニジピン · · · · · · · · · · · 105
シンビット® · · · · · · · · · · · · 87
心不全 · · · · · · · · · · · · · · · · 8
スーグラ® · · · · · · · · · · · · · 37
スピロノラクトン · · · · · · · · 26
ゼチーア® · · · · · · · · · · · · · 70

セララ® · · · · · · · · · · · · · · · 27
ソタコール® · · · · · · · · · · · · 87
ソタロール® · · · · · · · · · · · · 87

た行

ダイアート® · · · · · · · · · · · · 23
タナトリル® · · · · · · · · · · · · 111
ダパグリフロジン · · · · · · · · 34
ダビガトラン · · · · · · · · · · · 130
タファミジスメルグミン · · · · 46
タンボコール® · · · · · · · · · · 83
チクロピジン · · · · · · · · · · · 61
デスラノシド · · · · · · · · · · · 91
デベルザ® · · · · · · · · · · · · · 37
テルチア® · · · · · · · · · · · · · 25
テルミサルタン · · · · · · · · · 113
ドキサゾシン · · · · · · · · · · · 118
ドパミン · · · · · · · · · · · · · · 14
ドブタミン · · · · · · · · · · · · · 16
ドブトレックス® · · · · · · · · · 16
トホグリフロジン · · · · · · · · 37
トラセミド · · · · · · · · · · · · · 23
トリクロルメチアジド · · · · · 24
トルバプタン · · · · · · · · · · · 30

な行

ニカルジピン · · · · · · · · · · · 108
ニコランジル · · · · · · · · · · · 56
ニトロール® · · · · · · · · · · · · 54
ニトロール®R · · · · · · · · · · · 55
ニトログリセリン · · · · · 40, 52
ニトロダーム®TTS · · · · · · · · 41
ニトロペン® · · · · · · · · · 41, 52
ニフェジピン · · · · · · · 105, 106
ニフェドカラント · · · · · · · · 87
ニューロタン® · · · · · · · · · · 113
ノルアドリナリン® · · · · · · · 18

140

ノルアドレナリン	18	ベプリコール®	98
ノルバスク®	104	ベプリジル	98

は行

バイアスピリン®	58	ベラパミル	88
パナルジン®	61	ベリキューボ®	42
バルヒディオ	25	ベルイシグアト	42
ハンプ®	28	ペルジピン®	108
ビソプロロール	114	ヘルベッサー®	89
ピタバスタチン	67	ボスミン®	20

ま行

ピメノール®	79	ミオコール®	41
ピルシカイニド	82	ミカルディス®	113
ピルメノール	79	ミネブロ®	27, 120
ビンダケル	46	ミリスロール®	40
ビンマック	46	ミルリーラ®	38
フィネレノン	27	ミルリノン	38
フォシーガ®	34	メインテート®	114
不整脈	74	メキシチール®	81
プラザキサ®	130	メキシチレン	81
プラスグレル	62	メチルジゴキシン	91
プラバスタチン	64	メバロチン	64
プラビックス®	60		

ら行

フランドル®	55	ラシックス®	22
フランドル®テープ	55	ラニラピッド®	91
フルイトラン	24	ランジオロール	84
フレカイニド	83	リクシアナ®	136
プロカインアミド	79	リスモダン®P	78
フロセミド	22	リドカイン	80
プロタノール®L	96	利尿薬	11
プロタミン	138	リバーロキサロ	132
プロノン®	83	リバロ	67
プロパフェノン	83	リピトール®	67
ベニジピン	105	ループ利尿薬	23
ヘパリン	125	ルセオグリフロジン	37
ヘパリンNa	126	ルセフィ®	37
ヘパリンナトリウム	126	ルプラック®	23

レクビオ®	69	ロスバスタチンン	66

わ行

レニベース®	110	ワーファリン	128
レパーサ®	68	ワソラン®	88
ロサルタン	113	ワルファリン	125, 128
ロサルヒド®	25		

● 著者紹介

石橋 克彦（いしばし かつひこ）
現職：中国電力株式会社中電病院院長

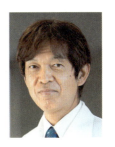

【略歴】
1987年　広島大学医学部卒業
　　　　広島大学医学部附属病院、広島市民病院、中国労災病院にて循環器内科勤務
1993年　2年間、Hypertension and Vascular Research Laboratories, University of Texas Medical Branchへ留学
1997年　医学博士取得、同年より中電病院内科副部長
2013年　中電病院内科部長
2020年　中電病院副院長
2023年　中電病院院長

心臓病、高血圧などを中心として診療にあたり、現在に至る。
目指す姿勢は「honesty and confidence」。

日本内科学会認定医、日本内科学会総合内科専門医、日本循環器学会専門医、日本高血圧学会専門医、日本禁煙学会禁煙指導医

著書に『もう忘れない！ 早わかり心電図』『早わかり 見える！ わかる！ バイタルサイン』『Dr. 石橋のミラクルキャッチ☆心電図』『Dr. 石橋のミラクルキャッチ☆循環器薬』（メディカ出版）

本書は、2016年小社刊行の書籍『Dr.石橋のミラクルキャッチ☆循環器薬』を
全面的に加筆・修正し、改訂したものです。

Dr. 石橋のスーパーミラクルキャッチ
☆循環器薬
─病態を見抜く！アセスメントのポイント
がわかる

2016年10月 1 日発行　第 1 版第 1 刷
2019年 5 月10日発行　第 1 版第 5 刷
2025年 4 月 5 日発行　第 2 版第 1 刷

著　者　石橋 克彦

発行者　長谷川 翔

発行所　株式会社メディカ出版
　　　　〒532-8588
　　　　大阪市淀川区宮原3-4-30
　　　　ニッセイ新大阪ビル16F
　　　　https://www.medica.co.jp/

編集担当　鈴木陽子
編集協力　佐藤麻江子
装　　幀　Kaji Design Works
イラスト　藤井昌子
組　　版　株式会社明昌堂
印刷・製本　株式会社シナノ パブリッシング プレス

© Katsuhiko ISHIBASHI, 2025

本書の複製権・翻訳権・翻案権・上映権・譲渡権・公衆送信権
（送信可能化権を含む）は、（株）メディカ出版が保有します。

ISBN978-4-8404-8796-2　　Printed and bound in Japan

当社出版物に関する各種お問い合わせ先（受付時間：平日9：00～17：00）
●編集内容については、編集局 06-6398-5048
●ご注文・不良品（乱丁・落丁）については、お客様センター 0120-276-115